人体排毒与健康
——常见食物排毒秘诀

主　编　马喜英　张仁庆

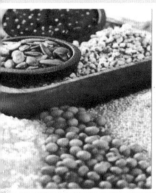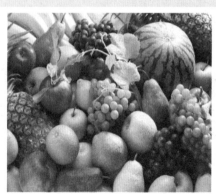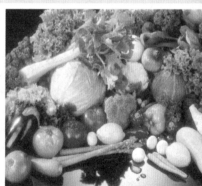

中国科学技术出版社
·北　京·

图书在版编目（CIP）数据

人体排毒与健康：常见食物排毒秘诀 / 马喜英，张仁庆主编 . —北京：中国科学技术出版社，2017.12（2024.6 重印）
ISBN 978-7-5046-7702-0

Ⅰ . ①人… Ⅱ . ①马… ②张… Ⅲ . ①毒物—排泄—食物疗法 Ⅳ . ① R247.1

中国版本图书馆 CIP 数据核字（2017）第 261371 号

策划编辑	张津滔
责任编辑	黄维佳
装帧设计	杨　桃
责任校对	龚利霞
责任印制	徐　飞

出　　版	中国科学技术出版社
发　　行	中国科学技术出版社有限公司
地　　址	北京市海淀区中关村南大街 16 号
邮　　编	100081
发行电话	010-62103130
传　　真	010-62179148
网　　址	http://www.cspbooks.com.cn

开　　本	710mm×1000mm　1/16
字　　数	101 千字
印　　张	8.5
版　　次	2017 年 12 月第 1 版
印　　次	2024 年 6 月第 2 次印刷
印　　刷	河北环京美印刷有限公司
书　　号	ISBN 978-7-5046-7702-0 / R·2124
定　　价	45.00 元

（凡购买本社图书，如有缺页、倒页、脱页者，本社销售中心负责调换）

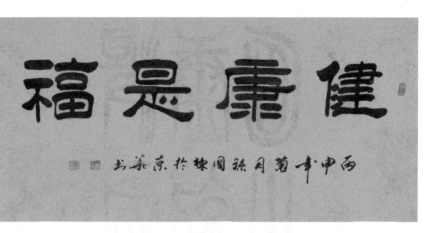

著名书法家孙国栋　书

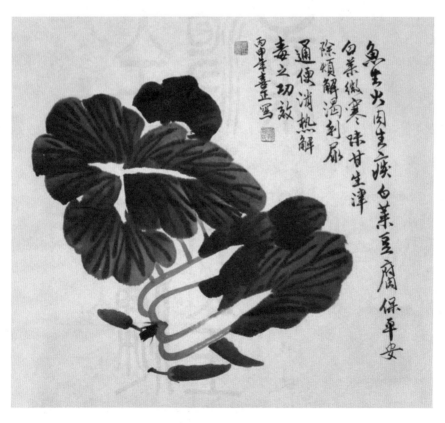

著名书画艺术家孙喜正　画

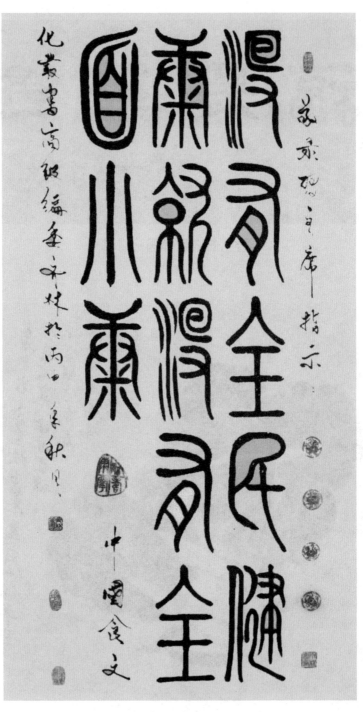

漫谈全民健康

著名书画家齐林　书

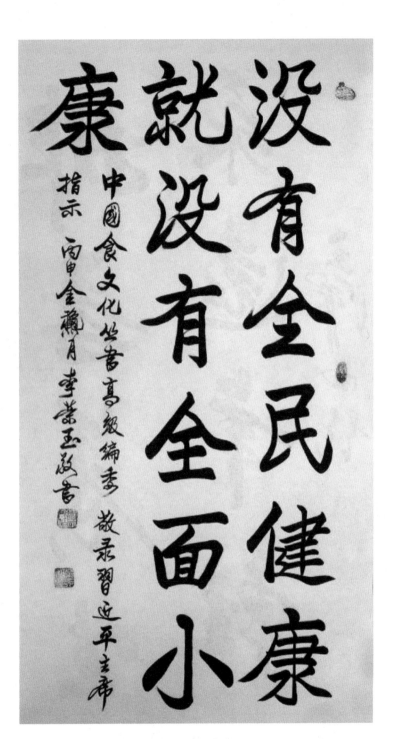

没有全民健康就没有全面小康

中国食文化丛书高级编委 敬录习近平主席指示

丙申金秋月 李荣玉敬书

著名书画家李荣玉　书

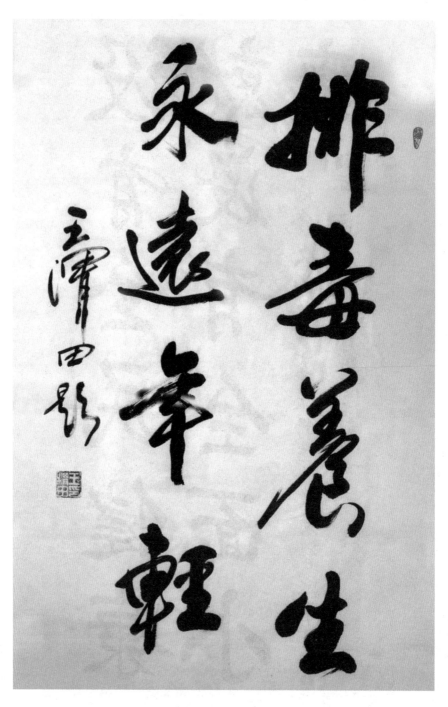

著名书法家王渭田　书

编著者名单

主　　编　马喜英　张仁庆

副 主 编　刘敬贤　张春海

学术秘书　张韶明

编　　者　（排名不分前后）

尹玉亭	惠鲁生	任智才	余延庆	魏传峰	杜长友	王兆红
贾雪阳	郑维新	李云生	陈有庆	常大林	甘纯庚	李清贤
宫学斌	于连富	何　亮	姜　波	张素丽	张奔腾	徐守乐
那国宏	陈燕福	赵留安	尉京虎	孙晓春	孙孟全	关　明
王振宇	赵庆华	杨建良	王耀龙	于德良	贾富源	卢晓光
杨志杰	杨贯一	杨建良	景长林	李长茂	倪子良	吕良福
姚　杰	陈显俊	黄铭富	熊海波	姚荣生	区成忠	叶美兰
王荔枚	王秀玲	张韶云	刘卫民	张帅林	陈彦明	蔡育发
蔡玉福	徐锦涛	周　玲	梁克勤			

主编简介

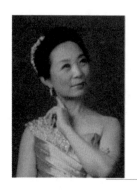

马喜英，女，出生于河南养生名医世家，自幼受传统中医养生文化熏陶，善用中医技法强身健体，热衷于爱心慈善事业，中国食文化丛书编委会成员，获得国家专利1项。

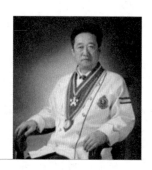

张仁庆，男，汉族，山东烟台人，法学硕士，中国饭店高级经理人、中国食文化丛书总主编。曾出版《美味中国》《吃饭的境界》《实用科技信息汇编》《中国名菜30例续编》《厨师培训教材》《最新厨师培训教材》《危险饮食》《调味与拌馅》《中国迷宗菜》《调味宝典》《中国名菜荟萃》《烟台家常菜谱》《中国名师菜典》《原生态饮食》《健康飞船》《我是男人我主厨》《品葡萄酒艺术》等150余种图书。

写在前面

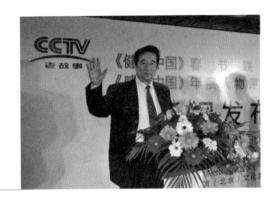

　　"科学养生，健康中国"，健康是人类的终身追求，养生是健康的第一要素。

　　现代生活中的空气污染，粮食蔬菜中的农药残留、化肥残留、激素残留、防腐剂残留都会产生毒素，危害人们的健康，作者根据多年的观察、研究和试验，总结出一套饮食排毒的系统养生方案，为健康养生规划了科学日程表。依照此书的观点和方法实践，可以帮助您排出毒素，远离病痛，健康生活，幸福快乐！

　　本书适合各类人群和家庭阅读、收藏，是排毒养生、健康生活的参考书。

前　言

　　什么是健康？健康就是身体健壮，精神康怡，心情舒畅！健康既要讲究身体素质的提高，更要讲究心理健康，无障碍，无烦恼。太平盛世，安居乐业，快乐生活每一天。

　　目前全民健康状况不容乐观，与世界发达国家相比，我国国民还有一定差距。提高民族素质，提升健康水平，需要我们做大量的具体工作。

　　古语有云："病从口入"，健康与饮食息息相关，紧密相连。联合国世界卫生组织的调查报告指出，人类72%的疾病与饮食不当有关。美国哈佛大学食品学院的慢性病课题组，经过10年的研究和跟踪调查得出结论：各种慢性病与饮食不当有直接关系。也就是说："三高"慢性病、心血管疾病的患病原因均与饮食习惯有关。换句话讲，饮食不当是造成慢性病的直接原因。

　　排毒是指将身体里的毒素排出去。人体主要通过粪便、尿液、出汗等途径将体内的废物及时排出。消化道是人体主要的吸收、排泄管道，也是人体最大的排毒器官，担负了人体大部分的排毒任务。肠道本身充满褶皱，是人体大部分毒素与代谢物集中的大本营。由于现代人饮食过于精细、饮食不规律、饮食安全等问题，造成肠道中很容易暗藏毒素，使最大的排毒器官反而成了藏污纳垢的大本营。人们可以通过一些物理排毒方法帮助人体排毒，也可以通过科学合理的饮水习惯和食用一些蔬果促进排毒。这也是我们编写本书的主要目的。

相信本书定能成为又一部适合广大群众健康饮食、科学防病的佳作！

编　者

目　录

第1章　认识人体的结构与功能

人体排毒与健康——常见食物排毒秘诀

第2章　毒素的产生与人体排毒

第3章 排毒饮食知多少

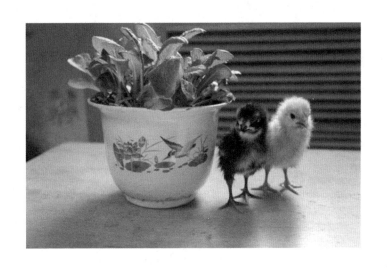

第1章
认识人体的结构与功能

人是从哪里来的？在台湾有一本生理教育教材就是以此为题，这是人类共同关心的问题，更是生理教育的课题。而我们的身体里又有什么？这些疑问，可以说一直伴随着人类文明的发展，已有千百年之久。

人类认识自身经历了如此漫长的过程，在很长的一段时间里，人类对自己的身体一无所知。然而，随着科学技术的进步，人类在与大自然、与疾病的斗争中，开始逐渐从人体外表，体内各系统、器官、组织以及细胞和分子水平了解自身。莎士比亚就曾说："人是一个多么神奇的作品！"

人体是一个巨大而复杂的世界，是一个由大自然创造的最精密而复杂的有机体。这一复杂有机体的基本结构单位就是细胞，人体内所有细胞都是由同一个祖先——受精卵，分化而来。

一个成年人全身大约由20万亿个细胞组成，分别担负着不同的使命，这些细胞汇集成人体四大组织，组织又联合成各种器官，器官最终构成运动、消化、呼吸、泌尿、生殖、心血管、神经等九大系统。这些系统在神经的调节下，相互配合，协调合作，进行着复杂的生命活动。

人体就像一架活的"机器"，但其灵巧程度、完善程度、精密程度、使用寿命又是任何"机器"所无法比拟的。

一、皮　肤

皮肤是人体面积最大的器官，柔软而坚韧，由表皮和真皮两层构成，内有毛发、皮脂腺、汗腺和指（趾）甲等附属器。成年人皮肤总面积平均为1.8～2.0平方米，占本人体重的8%～10%，平均厚度为1.6毫米。皮肤中最薄的是眼皮，厚约0.25毫米。皮肤与外界直接接触，能阻挡异物和病原体侵入，防止体液丢失，具有重要的屏障保护作用；皮肤内有丰富的感觉神经及末梢神经，能感受外界的多种刺激，对调节体温、保护健康也起着重要的作用。

1. 皮肤的养护

皮肤的衰老与紫外线有着直接的关系。弹性纤维赋予了皮肤弹性，但强烈的日光照射可使弹性纤维断裂，导致皮肤失去弹性而产生皱纹。皮肤抵抗紫外线辐射主要依靠黑色素，它是由黑色素细胞产生的。老年时，黑色素细胞聚集成团，局部形成过多的黑色素，在脸上和手背上产生褐色斑点，即我们所说的老年斑。而身体其他不暴露在阳光下的皮肤少有此斑点，因为这些部位接受的紫外线辐射量较少。紫外线还能损伤皮肤细胞的再生，影响皮肤的更新，使细胞体积变小，皮肤变薄呈半透明状。因此，人们需要珍惜皮肤、养护皮肤、美化皮肤。

2. 皮肤对体温的调控作用

天气温暖时，皮下血管扩张，血液流经皮肤把热量辐射散发出去，以保持体温的恒定。而剧烈运动时，肌肉活动释放的热量相当于安静时的 10～15 倍，要是这些热量能不及时散发出去，就足以使全身的血液沸腾。这时，就要紧急开动全身皮肤上的 250 万个汗腺，靠汗水的蒸发带走热量。环境寒冷时，皮下血管收缩，皮肤上出现"鸡皮疙瘩"，形成一个微保温层，以此减少热量的损失。

二、骨骼肌

骨骼肌是运动系统的动力部分，附着于骨骼，收缩牵动所附着的骨使人体产生各种运动。在头面部，一些骨骼肌附着于皮肤，收缩时牵动皮肤产生皱褶，显示喜怒哀乐等表情。骨骼肌的活动是受神经支配的。

全身的骨骼肌共有 600 多块，约占体重的 40%。它们收缩迅速有力，但易疲劳。骨骼肌的形态多样，重量相差悬殊。全身体积最大的骨骼肌是股四头肌，最长的是缝匠肌。人体的每一个动作都需要多块肌肉的协调才能完成。

肌又称肌肉，全身的肌肉可分为平滑肌、心肌和骨骼肌三种。平滑肌主要分布于内脏器官和血管壁；心肌构成心壁的主要部分；骨骼肌主要分布于躯干和四肢。

三、脊　柱

脊梁中的脊柱骨由 24 块椎骨（包括颈椎 7 块、胸椎 12 块、腰椎 5 块）、1 块骶骨和 1 块尾骨，通过软骨、韧带和关节连接形成。上承头颅，下接髋骨，胸部与肋和胸骨相连构成胸廓。脊柱构成人体的中轴，是头颅的支柱并参与组成胸腔、腹腔和盆腔。脊柱内的椎管容纳脊髓，两侧的椎间孔有脊神经穿行。它具有连接支持身体，容纳保护脏器及脊髓和进行各种运动的功能。

从侧面观看脊柱，可见成人脊柱有 4 个生理弯曲，从上至下依次为颈曲、胸曲、腰曲和骶曲。其中，颈曲和腰曲凸向前，胸曲和骶曲凸向后。这些弯曲增大了脊柱的弹性，对维持人体的重心稳定和减轻震荡有重要意义。胸曲和骶曲在胚胎时已形成，在一定意义上扩大了胸腔和盆腔的容积。颈曲由婴儿的抬头而产生。坐起及站立行走促使腰曲的形成，此曲使身体重心垂线后移以维持身体的前后平衡，保持稳固的直立姿势。

如脊柱出现了不正常的弯曲则不仅会影响美观，还会影响健康。发育时期的长期不正确的姿势会导致脊柱畸形，所以儿童要养成良好的坐、立、行习惯。

四、手和足

1. 手

一只手由8块腕骨、5根掌骨、14根指骨、18块肌肉和许多肌腱、3大神经干系和特别发达的血管系统所组成。拇指的功能约占整个手功能的50%，它既能独立活动又能与另外4个手指取得联系，各种精巧复杂的动作都不能少了它。所有动物的拇指都没有人类的发达，也没有人类的重要。手指的活动能更好地刺激和增强脑的本领。

2. 足

足最重要的功能就是走路和承受体重。人的一生至少要走10万公里路，要经过几亿次走的颠簸。左脚接触地面的面积比右脚大，主要起支撑全身重量的作用；右脚喜欢做各种动作，如表演或攻击对方等。人的站立能力会随年龄而变化，20岁左右时的站立能力最强，超过50岁就会逐渐减弱。孩子的脚几乎天天都在长，每月平均要长1毫米，大约到25岁才定型。一般来说，7个脚底的长度大约等于自己的身高。

足弓：足部的骨借其连接形成凸向上的弓称为足弓。在灵长类动物中，只有人类的足是基于骨骼的形态而形成明显的弓形。它增加了足的弹性，使足成为具有弹性的"三脚架"，使人体的重力从踝关节传递到脚掌的前端和足跟，从而保证直立时足底着地支撑的稳固性。在行走和跳跃时，足弓发挥弹性和缓冲震荡的作用，减少地面对身体的冲击，以保护体内器官，特别是大脑免受震荡。足弓还可以保护足底的血管、神经免受压迫。

五、消化系统

个体的生存需要各种营养物质来维持，营养来自于食物。但天然的营养物质如蛋白质、脂肪和糖类，通常不能直接被人体利用，必须先在消化道内经过分解变成可以吸收入血的成分才能被机体利用。此过程由人体的食品加工厂——消化系统来完成。食物在消化道内的分解过程为消化；而透过消化道进入血液的过程为吸收。这两个过程都很重要，哪一个出现了障碍，都会影响人的身体健康。人的消化系统包括消化道和消化腺两部分。

消化道包括口腔、咽、食管、胃、小肠、大肠六大部分，各部分的形态、功能各不相同。从口腔到食管末端大约有 40 厘米长，食物成分在这一段内基本没有什么变化，只是经过牙齿的咀嚼及唾液的湿润后变成食团，便于吞咽。胃是一个囊袋状的膨大部分，它的蠕动将食物与胃液充分混合成为粥状的食糜，胃液还能对蛋白质进行初步的消化。小肠包括十二指肠、空肠、回肠，是消化道中最长的部分（5～7米），也是最主要的消化吸收场所。食糜在小肠内经消化后被吸收入血。食物经过小肠后，消化吸收过程基本完成。不能吸收利用的食物残渣则经大肠排出体外。大肠约 1.5 米，包括盲肠、阑尾、结肠、直肠和肛管 5 部分，它主要吸收少量的水分、维生素和无机盐。

消化腺分为大、小两种。大消化腺位于消化道外，它们是独立的器官，都有导管将分泌的消化液排入消化道。如：唾液腺、肝脏和胰腺。小消化腺位于消化道的管壁里，如：胃腺、肠腺等，它们的分泌物直接进入消化道。

1. 唾液

我国古人对唾液十分重视，冠以"玉泉""甘露""金津玉液"等美称。一个成年人每天的唾液分泌量为1～1.5升。唾液的功用很多。首先，它可以湿润溶解食物，使食物易于吞咽，并引起味觉；其次，它可以对口腔进行冲洗，保持其清洁；另外，唾液中有溶菌酶，有杀菌的作用。人的唾液中有淀粉酶，它可使淀粉转变为麦芽糖。有科学家证明，唾液中含有"生长因子"，它具有天然愈合伤口的作用，并可以止血，这可能是哺乳动物受伤后喜欢用舌头去舔舐伤口的原因。

无论人是否进食，口腔内总有唾液存在，甚至夜间有时还会有口水流出，这是唾液腺昼夜不停分泌的结果。在口腔周围有三对大唾液腺，即腮腺、下颌下腺和舌下腺，它们都有导管开口于口腔。其中，腮腺是最大的一对，重15～30克，位于面部咬肌的表面。

2. 胃酸

胃酸是胃分泌的盐酸，具有多种功能。在它的帮助下，胃液中的胃蛋白酶才能消化蛋白质；它能杀死随食物进入胃的细菌；进入小肠后，有助于肠道对铁和钙的吸收。既然胃酸能助消化蛋白质，那我们的胃会被消化掉吗？当然不能。正常时，胃能分泌一种碱性黏液涂满胃壁的表面，阻止胃酸和胃黏膜接触，从而防止胃酸／胃蛋白酶对胃壁的侵蚀。如果某些原因使得黏液分泌减少，则胃壁就会被"消化"，这也是胃溃疡的一个重要原因。

3. 十二指肠

十二指肠与胃相连，长约 25 厘米，因与人并排的十二个手指的宽度相近而得名。肝脏分泌的胆汁和胰腺分泌的胰液都排入十二指肠内，从而实现它们对食物的消化作用。此两种消化液极为重要，因此，一般因疾病需切除小肠的手术中，大夫都要想方设法保留十二指肠。由于十二指肠与胃直接相连，从胃里来的食物带有具有腐蚀作用的胃酸，而十二指肠内又没有胃黏液层那样的保护层，所以肠壁容易被胃酸腐蚀而导致十二指肠溃疡。

4. 胰腺

胰腺是人体内第二大消化腺，呈长条形，位于胃的后方，在腰部横卧于腹后壁的前方。胰腺的主要功能有两个方面：一方面，它能分泌一种重要的消化液——胰液，胰液中含有多种酶，参与糖、脂肪和蛋白质的分解；另一方面，胰腺内有许多由细胞群组成的小岛样结构，称为胰岛。胰岛细胞分泌胰岛素来调节血糖的浓度。胰岛素的作用是将人体吸收的葡萄糖转变成糖原储存在肝脏和肌肉里，让我们的血糖不会由于进食而骤然增高。胰岛素对维持血糖的稳定起关键性作用。如果胰岛细胞出现病变，胰岛素分泌障碍，血液中过多的葡萄糖就会从尿中排出，即我们所说的糖尿病。

5. 腹腔与大网膜

大网膜似围裙覆盖在肠管的前方。它含有丰富的脂肪和巨噬细胞，后者是一种免疫细胞，具有强大的吞噬功能，在机体防御疾病中发挥重要的作用。活体上，大网膜的下垂部分常可以移动位置，当腹腔内有炎症时，大网膜可包围病变部位以防止炎症扩散蔓延，故有腹腔卫士之称。小儿的大网膜较短，一般在脐以下，因此当阑尾炎或其他下腹部炎症时，病灶区不易被大网膜包裹而局限化，常导致弥漫性腹膜炎。大网膜的血管常用来作为心脏冠状动脉搭桥术中的供体血管。整形外科常用部分大网膜铺盖胸、腹壁或颅骨创面，作为植皮的基础。

6. 益生菌

我们平时所说的细菌一般都是能引起疾病的致病菌，其实有些细菌在人体内还发挥着有益的作用。有的科学家提出了通过调节肠道菌群来治疗疾病的理论。小肠和大肠中都滋生着许多细菌，主要来自空气和食物，由口腔入胃，最后到达肠道。在小肠里，有些细菌能帮助把食物微粒分解为能吸收的物质；有些能防止大肠里有害的微生物进入小肠末端。大肠内的细菌能利用肠内较简单的物质合成维生素B复合物和维生素K，它们由肠道吸收后，对人体有营养作用。肠道里有种胎儿时期就已经生活在那里的乳酸杆菌，它能够制造乳酸，而乳酸不仅是营养物质，而且还能杀死害人的伤寒杆菌和痢疾杆菌。

7. 阑尾

生活中经常有人患阑尾炎，所以阑尾这个词也成了我们比较熟悉的器官名词。阑尾似蚯蚓状，长约 7 厘米。无论男女，人的阑尾多数都长在右下腹部与盲肠相连。过去认为它没有什么功能，是个退化了的无用器官，但近年来又有证据认为它是一个类似于淋巴结功能的器官，能产生免疫细胞，增强人体对疾病的抵抗力。阑尾的此种功能在 12—20 岁时达高峰，以后渐减少，60 岁后消失，故切除成人的阑尾无损于机体的免疫能力。

8. 肝脏

肝脏位于右上腹，肋弓下。因其血液供应十分丰富，活体呈棕红色，质地柔软而脆弱，受外力冲击易破裂，造成腹腔内出血。肝脏是人体内最大、功能最复杂的腺体。据统计，肝脏中发生的化学反应有 500种以上，这与肝脏能产生多种酶有关。实验证明，动物在完全摘除肝脏后，即使给予相应的治疗，最多也只能生存 50 多个小时，这表明肝脏是维持生命活动的一个必不可少的重要器官。

（1）**肝脏的神奇再生**：肝脏的重要特征之一是具有很强的再生能力，成为医学和生物学中一个十分引人关注的问题。肝脏受损，尤其是在大部分（全肝 2/3）被切除后，肝脏细胞有惊人的快速再生能力。动物实验证明将正常肝脏切除 70%~80%，仍可维持正常的生理功能，且能在 6 周后修复生长到接近原来的重量。

（2）**肝脏与物质代谢**：食物在胃肠道内经消化后被吸收入血，继而进入肝脏。在这里，几乎所有的营养物质都要进行合成和分解代谢，转变成组织细胞新陈代谢所能直接利用的物质。肝脏还能把葡萄糖转变成肝糖原贮存起来，当人体血糖浓度低于正常值时，肝糖原又能被分解释放入血，提高血糖浓度，以保证细胞能量的供给。

（3）**肝脏与胆汁**：一提到胆汁，人们多先想到胆囊这个器官，岂不知胆汁事实上是由肝脏产生的，只是贮存于胆囊中罢了。胆汁在消化过程中主要的作用是促进脂肪的消化和吸收。如果一个人因病摘除了胆囊，他的消化功能基本上不会受到什么影响，但若肝脏有了疾病而影响了胆汁的分泌，则会导致脂肪的消化不良，就会出现厌油腻食物、腹泻等症状。肝脏分泌胆汁的工作是连续的，成人肝脏每天能分泌 500 ～ 1500 毫升胆汁。

（4）**肝脏与血液**：肝脏是人体内的一个贮血库。当人失血时，它可以释放出贮存的血液，维持全身血液容量的稳定。肝脏能产生许多凝血因子，这些因子与血小板等物质共同参与凝血过程。当患肝病（如肝硬化、肝癌等）时，由于这些凝血因子产生障碍，患者的鼻子、牙龈等部位很容易出血，血液凝固时间也会延长。另外，胎儿时期，肝脏还具有造血功能。

六、呼吸系统

人的口鼻张开，吸入新鲜空气，呼出二氧化碳，生命就在这一呼一吸之间。肺的活动始于出生后剪断脐带的一瞬间，终于离开人世的一刹那。呼吸的停止是临床上判断死亡的一个指标。

呼吸系统包括呼吸道和肺两部分，呼吸道是气体进出的通道，包括鼻、咽、喉、气管和各级支气管。肺是进行气体交换的场所，吸入的氧气经肺进入血液，血液中的二氧化碳也经肺呼出。

肺是进行呼吸活动的重要器官，位于胸腔内，心脏的两侧，占胸腔容积的 2/3，肺的空气容量为 5000～6500 毫升。正常肺呈浅红色，质柔软呈海绵状，富有弹性。但由于空气污染日益严重，空气内的灰尘沉积在肺内使其颜色变为灰色或灰蓝色。吸烟人的肺颜色则为棕黑色。

声音是在喉部产生的，准确地说，是由喉部的声带发出的。声带就像两条琴弦，在气流的冲击下"弹拨"出种种"乐曲"来。呼吸时，两条声带是分开的，空气可以顺畅地进出；发音时，两条声带拉紧，中间的空隙缩小，肺部呼出的气流振动了声带，就发出了声音。但这些声音还不是语言。要想准确发音，还需要有牙齿、舌头、腭部和面部肌肉的互相配合，才能发出辅音与元音，把辅音与元音组合起来，才能构成语言。

1. 睡觉打鼾的原因

打鼾又叫打呼噜，一般说来，小孩子很少打呼噜，成年人、胖子打呼噜的特别多。打鼾常与睡眠姿势不良有关。入睡后，全身肌肉松弛，软腭和悬雍垂（小舌头）位置也下降，此时如用口呼吸，则空气通过时会引起此部位振动，即为鼾声的来源。另外，有时也是因为一些疾病造成呼吸道有狭窄，如扁桃体炎、鼻炎等，为了呼吸足够的气体，就要张嘴吸气，这时软腭、小舌头及会厌软骨也会发生振动而打鼾。

2. 吃饭时不宜大声说笑

细心的人会发现，咽是消化道和呼吸道共有的一部分。也就是说，我们的消化道和呼吸道经咽相通。那为什么平时吃东西的时候，食物没进入气管呢？这就是会厌的功劳了。会厌是喉的一个组成部分。当吞咽时，喉上升，舌根后压会使会厌盖在喉的入口处，不让食物进入气管。如若吃东西时大声说笑，会厌会来不及盖住喉的入口，食物就会误入气管，引起剧烈的咳嗽，影响呼吸。

3. 肺的工作原理

肺自身是不会主动扩张和缩小的，它必须借助胸廓的活动。只要细心体会，就会发现，呼吸时肋骨在不停地运动，胸廓的容积在不断地扩大和缩小。这种变化是由呼吸肌的收缩和舒张来完成的。呼吸肌主要包括肋骨间的肌肉和膈肌。肋骨间肌肉的收缩和舒张可使胸廓横向变化。膈是胸腔的底壁（腹腔的顶），膈肌的收缩使胸廓的上下径增大，舒张时则相反。

气管的黏膜能分泌黏液，黏液不仅能湿润进入呼吸道的气体，还能粘住吸入的细菌、病毒和尘埃等有害物质。气管和支气管的表面有很多像小刷子似的纤毛，纤毛不停地向咽喉方向摆动，把黏液向这个方向输送，我们通过咳嗽就能把它排出体外，这就是痰。因为痰里含有大量的细菌和病毒，所以我们不能随地吐痰。

七、泌尿系统

我们不停地从外界摄取物质，同时也要把生命活动产生的如二氧化碳、尿素、毒物、粪便等废物排出体外，才能保证人的正常生存。

二氧化碳经呼气排出，这是呼吸系统的任务；粪便是由食物消化后的残渣形成的，它排出体外的过程称为排遗，这是消化系统的任务；而其他的废物主要经人体的泌尿系统排出，这个过程叫排泄。在这一点上，泌尿系统就像城市的下水道。泌尿系统由肾、输尿管、膀胱、尿道四部分组成，它以形成尿液的形式排泄废物。

肾在不停地工作，因此尿的产生是个连续不断的过程，但我们不是随时都排尿的。这是因为尿液经输尿管进入膀胱后，要在其内贮存一段时间。当膀胱内尿量达到一定程度时，才能通过神经反射，使膀胱收缩，尿液才能经尿道排出。排尿过程是我们能感觉到的，也是在很大程度上可以主观控制的。小儿由于大脑皮质发育还不太完善，控制排尿的能力较弱，所以排尿次数多，且易发生夜间遗尿现象。

肾对血液过滤产生尿液。血液是人体内流动的运输系统，它把从外界吸收的及机体代谢产生的物质运送到肾。血液每小时大约流经肾两次，每流过一次，就会被净化一次。肾的过滤功能主要表现在以下几个方面。

（1）排出过多水分，因为体内水分存留过多会引起浮肿、血压升高等症状。

（2）排出有害物质，因为人体代谢及吃药打针产生的毒物都是被肾滤出的。

（3）排出过多的离子，如钠离子、钾离子等。我们都知道，食盐过多会使血压升高，但肾会帮你把更多的盐排出体外。

肾在腹腔内，位于腰部脊柱的两侧，左右各一，大小如拳头，形状似蚕豆。它是尿液的源泉，排泄的起点。正常人一昼夜的尿量约为1500毫升。肾是先天之本，例如精气、精神、精子都来自肾。

八、血液系统

血液是流动于心血管内的一种液态组织。一个成年人约有 5 升的血液，约占体重的 7%。血液大致可分为血细胞和血浆两部分。血细胞是血液中最主要的成分，约占血液容积的 45%，包括红细胞、白细胞和血小板。血细胞陆续衰老死亡，骨髓则源源不断地生成新的血细胞，使它们的含量保持动态平衡。

1. 脾

脾是人体内最大的淋巴器官，位于左上腹部，左侧肋弓的后方。脾呈暗红色，质软而脆，受外力冲击或肋骨骨折时易破裂，造成腹腔大出血。正常人的脾在肋弓下是不能摸到的，但患肝硬化等疾病时，脾的血液回流受阻，脾的体积会增大，在肋弓的下方可以摸到，此时的脾称巨脾。巨脾时常伴有脾功能亢进，血细胞被破坏过多，引起贫血和出血，此时有效的治疗方法就是切除脾脏。脾的功能很多：胚胎早期脾有造血功能，成年后，仍有造血潜能，当身体严重缺血时可以恢复造血能力；脾还能贮存部分血液，当人体大量失血时，这部分血液被释放出来，以维持血液容量的稳定；衰老的红细胞也是在脾内被清除的；脾是各类免疫细胞居住的场所，是机体进行防御反应的重要组成部分。进入血液的病原体，如细菌、疟原虫和血吸虫等，都在脾内被免疫细胞杀死。因此，脾是人的一个重要防御器官。

2. 红细胞

红细胞像一个两面凹的圆盘子，内部充满了红色的血红蛋白，血红蛋白具有结合与运输氧气和二氧化碳的功能。它的特点是在氧含量高的地方与二氧化碳分离与氧结合，而在氧含量低的地方恰恰相反。红细胞在通过小于它自身直径的毛细血管时，可改变自身的形状。由于其无法进行自身的更新，在生活大约120天后就会老化，在脾和肝内被清除。

3. 白细胞的功效

白细胞呈球形，比红细胞大，数量比红细胞少得多。人体内的白细胞分为5种，它们能以变形运动的方式穿出血管壁进入组织，吞噬并最终消灭侵入体内的病原微生物和异物，提高人体的免疫力。它们在执行功能时互相合作，其中淋巴细胞是主要的免疫细胞，在机体防御疾病过程中发挥关键性作用。白细胞的寿命很短，一般为几天到十几天。执行任务后的白细胞大部分都死亡了，伤口化脓时的脓液中就含有大量死亡的白细胞。

4. 血小板

当血管破裂时，血液就会流出来，但不必担心血液会流尽，因为血液中有一套完整的止血修复系统。血小板就是此系统中很重要的成分。血小板呈两面凸的圆盘状，在血细胞中是体积最小但数量最多的一种。当血管破裂时，血小板会迅速黏附、聚集于破损处，形成血栓，堵塞破口。血小板还能分泌促进血管收缩和加速血液凝固的物质。血小板的寿命为1~2周。

5. 血型

医生在抢救外伤患者或进行外科手术时，经常要给病人输血。我们都知道不同人的血是不能随便互输的，在输血之前要检验血型，否则可能会引起受血者血管阻塞和红细胞溶解，甚至引起死亡。那么，什么是血型呢？它是由什么决定的呢？

血型就是血液的类型，它是由血液中的抗原来决定的。目前，已发现的人类血型系统有 26 个，每个系统中又有几种血型。1900 年，奥地利病理学家卡尔·兰德施泰纳发现了第一种血型系统，也就是人们经常提到的 ABO 血型系统，它包括 A 型、B 型、O 型和 AB 型。此系统是根据红细胞上所含抗原的不同而确定的（表 1-1）。

表1-1　ABO血型系统中的抗原和抗体

血型	红细胞上抗原类型	血浆中抗体类型
A型	A	抗B抗原
B型	B	抗A抗原
AB型	A+B	无
O型	无	抗A+抗B

从表 1-1 可知，如果红细胞上有某一抗原，则其血浆中不能存在抗此抗原的抗体，否则相应的抗体和抗原就会结合，红细胞就会变形堆积在一起阻塞血管并能引起红细胞膜破裂（溶血）。

我们都知道血型是从父母那里遗传来的，是靠基因来决定的，所以，法医学上可以通过检验血型来确认亲子关系。一个人的血型一般来说是终身不变的，但也有例外（表 1-2）。

表1-2　血型遗传规律表

子血型 \ 母血型 \ 父血型	A型	B型	AB型	O型
A型	A、O型	A、B、O、AB型	A、B、AB型	A、O型
B型	A、B、O、AB型	B、O型	A、B、AB型	B、O型
AB型	A、B、AB型	A、B、AB型	A、B、AB型	A、B型
O型	A、O型	B、O型	A、B型	O型

九、循环系统

1. 心脏

心脏是人体的"发动机"，它不停地收缩和舒张，推动血液在分布于全身的血管系统里持续流动。人体就是依靠血液的流动把氧气和营养成分输送给组织细胞，并把细胞代谢产生的二氧化碳和废物带走的。正常成人心脏的大小与自己的拳头大小相仿。心脏的内部是由两个"泵"构成的，每个"泵"又分为上下两部分——上方的心房和下方的心室。心房和心室之间由瓣膜相互分隔，瓣膜控制着血液只能从心房流向心室。心脏的右边接受回流的静脉血，并输送到肺部，重新补充氧气。心脏的左边接受这些已经补充了氧气的血液，然后输送到身体的其他地方。人们身体的绝大多数器官都有休息机会，而一直无暇休息的器官是我们的心脏。一般情况下，心脏每分钟跳动70次左右，每天要跳动 10 万次以上。一个人活到 50 岁时，心脏所做的功，相当于把 16 000 多吨的物体升高 2 万多米。

2. 血管

人体的血管系统就像城市里的自来水管道一样四通八达，纵横交错。体内所有的血管连成一个连续的管道，并和心脏相通。人的血管有大动脉、中动脉、小动脉、毛细血管以及小静脉、中静脉和大静脉，它们密密麻麻交织成网。一个成年人的所有血管，大大小小有 1000 多亿条。如果把它们首尾连接在一起有 10 万多公里长，可以绕地球赤道两周半。心脏的活动使血液不停地从动脉运出又从静脉运回，连接管壁非常薄，血液和器官就是在这里进行交换物质的。毛细血管比一根头发的百分之一还细，血液中的红细胞要排成单行才能通过，而就在其通过毛细血管的 1 秒钟内，便完成了物质的交换。一般情况下，多数器官只有 20% 的毛细血管开放。当某一器官的功能活动加强，物质的需要量增加时，其他的毛细血管才开放。

十、神经系统

1. 大脑

脑是人体生命活动的司令部，机体所有组织器官都要服从它的领导，我们的各种感觉意识也是在脑部产生的。人脑经过了漫长的演变过程才达到今天的状态。在这个过程中，劳动、语言和社会生活的发生和发展使大脑皮质发生了与动物完全不同的质的变化，它不仅含有与高等动物相似的感觉和运动中枢，而且有了分析语言的中枢。人的感觉、情绪、语言、"动作"（包括人自己不能意识和控制的体内活动），全由脑来左右。人类大脑皮质是思维和意识活动的物质基础，不但能被动适应环境的变化，而且能改造环境为人类服务。没有脑，人就不成为一个人。而且，一旦脑停止工作，死亡了，即使肉体一些细胞还活着，还有一些功能，这个人也被医生认为已经死亡，这就是脑死亡。

（1）**大脑的形状**：大脑在人体的最高位置，占据了颅腔的大部分。人的大脑像一团核桃仁状的豆腐脑一样，看上去非常柔软。大脑的表层称为大脑皮质，是由100多亿个神经细胞组成的。皮质向下凹陷形成脑沟，向上隆起形成脑回。人大脑皮质的表面积约2200平方厘米，其中1/3可在表面看到，其余隐藏在沟裂之中。

（2）**大脑的功能**：科学家的长期研究发现，人大脑中的100多亿个神经细胞，只有10%被利用，而其余90%的脑细胞却几乎处于休眠状态。神经细胞与身体其他部位的细胞不同，它是不能更新的。也就是说，出生时神经细胞的数量就已经固定。那么，我们脑的功能是否会因神经细胞的死亡而逐渐衰退呢？不必担心，其他的休眠细胞能填补这一空缺。研究开发这些静止的神经细胞，似乎将会成为增加记忆、提高智力的一个途径。

（3）**优势半球**：优势半球并不是说这一侧大脑功能更多更强。虽然左脑在语言、理解、逻辑思维和计算等活动中占优势，但右脑则在形象的感知、记忆、时间概念和空间概念、音乐和想象、情绪和情感等活动中起作用。通常情况下，左右脑既有分工又有合作。

例如当两人交谈时，需左脑细心领会对方的语言和行为的含义，同时右脑要注意说话者的音调、表情、举止、姿势和情绪，这两者结合才能完整准确地理解对方的意思和表达自己的思想。

（4）大脑半球的分工：我们把管理语言功能的大脑皮质（语言中枢）所在的那个半球称为优势半球。优势半球损伤后，病人不仅有运动障碍和感觉障碍，还会有语言障碍。语言活动是人类特有的复杂功能，它又包括听、说、读、写以及语言综合应用等方面。因此大脑皮质损伤后，表现出的语言障碍也有多种，有的人能听懂别人说的话，但不会说话；有的人丧失了读书看报的能力；有的人会说会听，但不能用文字表达出来。多数右利者（右撇子）语言中枢在左侧半球，左利者的语言中枢可在左侧，也可在右侧。

2. 小脑

小脑在脑干的背侧，大脑半球后部的下面。成人小脑约重 150 克，约占脑重量的 10%，表面积约 1000 平方厘米，约为大脑皮质的 40%。如将小脑皮质的皱褶展平，其前后径可达 1 米以上。小脑分为两侧的小脑半球和中间狭窄的小脑蚓。

小脑是调节运动的中枢，主要功能是调节肌肉的紧张程度，维持身体姿势和平衡，顺利而精确地完成随意运动。

小脑损伤时不会出现随意运动丧失（即瘫痪），但在运动的精确性和维持平衡上会出现障碍。如运动时，在控制速度、力量和距离上的障碍；肢体运动时，非随意有节奏的摆动，趋向动作目标时加剧；行走时两腿间距过宽，东摇西倒等。

3. 脑干

脑干上承大脑、下接脊髓。从上到下又分为中脑、脑桥和延髓三部分。脑干的体积重量比大脑和小脑都小，但它却是生命活动的重要中枢所在的位置，如脑干内有心血管运动中枢、呼吸中枢等。当外伤或出血时损伤了这些中枢，则会出现心跳、呼吸停止，患者就会死亡。

4. 人的神经

脑位于颅腔内，脊髓位于脊柱的椎管内，它们是产生感觉和调节运动的司令部，把它们与感觉器官和运动器官连接起来的细丝状结构就是神经。神经就像"电话线"一样，通常也由里层的"铜丝"和外面包着的"皮套"两部分组成。当信息沿着"铜丝"传送时，"皮套"有保证消息直通、防止"横走"及互相干扰的作用。神经分布在人身体的各个角落，它们极细小，却出乎意料的长，若将它们连成线，其总长度可以围绕地球赤道50圈！神经纤维越粗传递信息的速度越快，我们身上支配骨骼肌的运动神经"行走"速度最快。据测定，坐骨神经每秒钟"行走"的速度达120米。信息在神经内的传递在0℃以下就会停止，这就是冷冻麻醉的原理。

了解了以上知识，我们才会对自己身体的各部器官有一个全面的认识，才能知道怎样保护好各个器官，珍惜生命，健康快乐每一天。

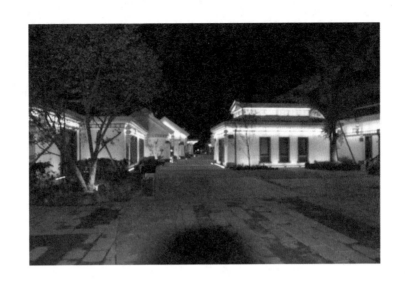

第 2 章
毒素的产生与人体排毒

人体产生毒素的原因很多，如生活不规律、饮食不均衡，皮肤长时间暴露于电脑辐射、化学物、环境污染中，或是大量服用各种抗生素、激素等药物，还有紫外线、烟草、酒精对人体的侵害等，都是人体产生毒素的原因。

我们每天所吃的食物中被加入了防腐剂、色素、抗生素、人工香料，还有残留农药、化学试剂等有害物质，使我们体内累积的毒素越来越多。人体有毒的废物，有一些会经由肾脏、肠、女人的子宫或流汗时由皮肤排出体外，但是很多毒素紧附在细胞、器官、腺体、动脉及静脉上，这些毒素不容易排出体外，以致人体健康出现危机。

人体积存的毒素不仅破坏人体正常的消化吸收，同时毒素也会随着血液循环到人体各器官，从而损坏循环系统、淋巴系统及消化系统。一些深层毒素潜伏性极强，隐藏于身体各个器官及血液中，导致女性面色暗无光、毛孔扩张、新陈代谢紊乱、褐斑、细小皱纹、痛经、月经不调、肥胖、心情烦躁等；男人体内毒素过多，则会表现为便秘、痤疮、小腹微凸、皮肤过敏、湿疹等问题。毒素的堆积，让男人三十刚出头就失眠乏力、无精打采，女的三十不到就容颜憔悴、气色不佳。因而，身体排毒刻不容缓，如果让毒素一直积存在体内，会加速人体老化，甚至引发癌症。

一、毒素的由来

人体毒素从哪里来，实际上前面已经讲过了，一是内生之毒，二是外来之毒。为了细化标准，使读者更多地了解这方面知识，特此单立章节，详细评说，以便更深地了解毒素的危害和来源，更自觉有效地排毒。

人体毒素来自 20 个方面。

1. 自身产生的毒

主要是食物消化、吸收后产生的代谢废物滞留产生的。

2. 空气中的外来毒

诸如大气污染、汽车尾气、工业废气等现代社会发展的副产物。

3. 农化残留的毒

农作物的污染已形成带毒模式，例如：玉米，在长到 1 米高时，农民为了防治玉米螟的侵害，用六六六粉拌沙子，往玉米花芯里撒，俗称撒"毒沙"，这种用毒沙的玉米，产出的玉米粒就含有超标的六六六粉，再用它去喂鸡，鸡吃了此种饲料，下的鸡蛋就能化验出六六六粉。六六六这种农药人类已使用了很多年，经过试验证明，它的残留物可以存留 30 年，才能够自然降解。

化肥的残留更不能忽视，我们中国人拥有全球 7% 的土地，但化肥的使用量占全世界化肥总产量的 35%，化学残留严重威胁着人们的健康！

4. 腐败生毒

腐烂变质的食物是良好的培养基，可以滋生出大量的细菌，这些细菌多数是食物毒菌，剩菜剩饭中产生的二氧化硫也是有致癌作用的毒素。中国人勤俭节约，不愿随便掷弃食物，变质了加热再吃，霉变了的加热、煮沸，就以为已经去除毒害了，照吃不误，实际上闻不到酸臭味的腐败，同时也在产生着毒素并危害着人类的健康。

5. 烟酒藏毒

中国人喜欢吸烟，感觉吸烟是一种时尚和风度，许多女士照吸不误。据相关部门统计，我国的烟民已占总人口的 35%，这是一个惊人的数字，也居于世界前列。

烟草中所含的尼古丁、焦油、加工时加进的香精等，都是有害健康的毒素，吸进肺里，通过肺部的循环作用，随血液流进全身。毒素不仅在口中或呼吸道中产生危害，而且在全身各器官都能够产生危害作用，且危害最重的是肺部，肺癌的发生与吸烟有着直接的关系。

当你在办公室、家庭、饭店等场所吸烟时，所吐出的雾俗称"二手烟"，直接伤害着你周围的人，特别是与你亲近的人受害最重。有位女士的同事吸烟，但是她自己不吸，这位同事是她的上级领导，在与他相处工作十年之际，该女士被查出了肺癌，原因是吸烟所致。该女士依据证明等证据，将此人告上法庭，法庭判决男子支付女士60万元补偿费。

烟是吸进去的毒素，酒则是喝进去的毒素！

酒中含有乙醇等有害身体的物质，特别是假酒。假酒的制造者使用了工业酒精，这些工业酒精含的不是乙醇而是甲醇、香精及不符合饮用标准的水，这些酒对人身体的伤害极大。

有位朋友老家在东北，在北京揽下了一单建筑工程，为了肥水不流外人田，晚上工地需要一个看场，俗称"打更"，每月3000元的工资，白天没事睡觉，晚上值班。他请自己的老岳父来担此工作。岳父68岁，喜欢喝白酒，每天来值班前，都到工地附近的一家小卖部购买白酒喝，谁知，那家丧良心的店主卖的是假酒！他在喝了三个月之后，发现身体不适，到医院检查后，被确诊为"白血病"，一个多月后，经治疗无效死亡。

从喝酒到发病死亡，前后不到半年。一个身强体壮的人，只因喝假酒，将毒素喝进了身体，最终导致了死亡。

6. 低质量的饮料生毒

许多人喜欢喝碳酸饮料，如可口可乐，有些饮料中防腐剂、添加剂、着色素、香精、香料等严重超标，喝进体内就会产生毒素。一位小女孩从来就不喝白开水，一直喜欢喝饮料，七岁时小便尿血，到儿童医院检查为肾炎，医生告诫她一定不能再喝饮料，然而，她开药回家后，不听医生规劝，继续喝饮料，八岁时到医院检查为尿毒症，她母亲问医生怎么能救救她，医生讲，她不喝白开水，继续喝饮料谁也救不了她。结果在九岁时，她因肾衰竭而亡。

某可乐是世界第一品牌，更是外国人毒害中国人的毒品饮料，经化验，其主要成分为：红糖（炒至糊状）、苏打、发泡剂，喝到体内后，男人可以杀死精子，女人会尿频尿急——伤害肾。

这些饮料中的毒素，你看不见、摸不着，但它实实在在地存在着，毒害着每位消费者。

7. 雾霾空气带毒

我国北方许多大城市出现雾霾天气，经检测，雾霾时空气中的微粒、重金属、汽车尾气排泄物等杂质，超标严重，这些毒素被吸进人体内会产生毒素，表现为咳喘、打喷嚏、气短、心跳过速等，这些都是雾霾中毒的表现。

8. 餐具、炊具残留毒

现在五颜六色的塑料餐具、钢化密氨酯餐具、炊具，不锈钢餐具、炊具，残留着许多化学毒素，特别是塑料密胺制品，是利用石油化工的废弃料加工而成，其中主要原料有：聚氨乙烯、二辛酯、密氨酯等对人体有害的致癌物质。有一段时间，国家有关部门提出禁止塑料餐具、炊具用于饮食，但是没有坚持和严格的管理措施，使之全国的塑料、密氨酯餐具、水杯、勺、铲、刀、叉等泛滥成灾，危害着人们的健康。

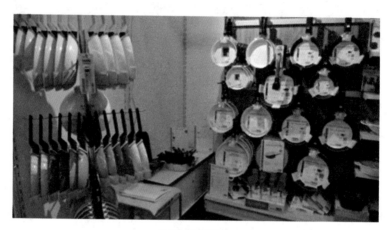

不锈钢厨具

不锈钢制品看起来漂亮、光洁、美观，但它的原料是重金属，最早的不锈钢是一铬十八镍九钛（化学组成），其次是钛、铝、锰合金，再次就是铁加铬的光亮制品。如将新买回的不锈钢小盆，用卫生纸在它表面上用力擦拭，再看所用的卫生纸，漆黑一片。这些就是重金属毒素，重金属毒素进入体内后很难排出体外。

9. 脂毒

脂毒就是脂肪毒，脂肪分两大类，即动物性脂肪和植物性脂肪。动物性脂肪含饱和脂肪酸，植物性脂肪含不饱和脂肪酸。

不饱和脂肪酸是优质脂肪，是容易被身体吸收的脂肪，其中包括花生油、大豆油、菜籽油、葵花籽油、橄榄油以及近几年开发出的核桃油、亚麻油、榆树籽油、玉米油等，都是适合身体所需要的优质脂肪。

动物性脂肪熔点高，脂质硬，不易被人体所吸收，属于劣质脂肪。

在加工烹调过程中，锅温过高，使脂肪冒黑烟、变焦煳了，就会变成有害健康的坏脂肪。在西餐中加工成的黄油、奶油、冰淇淋，使脂肪变成了反式脂肪酸，这些反式脂肪酸进入体内就是毒素。

经验证发现，脂肪进入体内与味精发生反应，就会在血管中形成脂质物，使血液变稠，血管变硬，血管壁变厚、变硬，为心血管疾病、动脉硬化、痛风病的元凶。

1908 年日本人发明了味精，到 1978 年发现味精对人体有害，是心血管病的元凶，从此国家下令禁止吃味精，现在全世界有三个国家禁吃味精，是日本、美国、新加坡。

10. 臭鞋烂袜子生毒

人的脚底有 64 个反射区，这 64 个反射区针对着人体的五脏六腑以及各个器官。千里之行始于足下，健康养生从足底说起。

我国劳动人民在长期生活中积累了丰富的养生经验，对足底保健卫生十分重视，春天、秋天穿千层底的布鞋，夏天穿柔软舒适的草鞋，冬天用羊毛做成毡垫子，所用材料是天然制品，后来的胶鞋是橡胶制品。所以对脚的保健起到了积极作用。

现在制鞋的材料五花八门，多数制鞋材料是化纤、密氨酯、塑料，当地每双鞋的出厂价是 3.8 元，而进到城市后卖 38 元一双。这些材料透气性能差，容易产生臭脚味，从而产生毒素，被脚底反射区吸收进入人体。

袜子也是一样，尼龙袜子等化纤制品透气差，弹力强，很容易使脚底产生臭味。如果常洗袜子，穿纯棉制品，每天洗脚，就会减少臭鞋烂袜子产生的毒素困扰。

11. 性毒

性毒又称阴毒，不是每人都患有的，而是少数人身上带此毒，带此毒可发病为子宫癌、梅花大疮、尖锐湿疣、宫颈炎、瘙痒、皮肤溃烂等。

古人讲"一人为补，两人为毒。"在男女性生活方面，特别是女性，一位性伙伴每次射进的精子，对人体有滋补作用，常见的已婚妇女，皮肤细嫩、面色红润，头发光亮，精神饱满，都是婚后因正常的夫妻生活，男人的精液随输卵管上移被人体吸收的结果；而性生活不检点，则会导致毒素的侵害。

12. 不洁性交带毒

前面我讲的是不检点、胡来乱来产生的性毒。阴毒，是婚外情、婚外恋的恶果。但是正常的夫妻生活，也会产生毒素。

例如：劳动一天后，夫妻回家，急于性事，不洗澡，不清洗局部，带着汗渍污染或农田农药、工厂车间的油脂、公交车上的细菌疾病进行性生活，把脏东西带进体内就会产生毒素，常见白带过多，有异味、瘙痒、红肿，就是不卫生导致的毒素入侵。

13. 汗毒

出汗本身是排毒，汗液在体内盐分的作用下排毒，排出体外的毒有咸味，也有苦涩味，这种苦涩味就是排出的毒。

因此，讲好个人卫生十分重要，坚持每天洗澡，勤换内衣内裤，就会减少或杜绝此类毒素的入侵。

14. 调味过度生毒

中国菜，百菜百味，口味是菜的灵魂！古人讲"众口难调，适口者珍。"

调味的目的是除掉异味，增加美味，确定口味。我们传统使用的葱、姜、蒜、花椒、大料、小茴香、盐、酱油、醋、料酒，就能基本解决调味的问题。

而现在的厨师为了迎合一些特殊人群的要求，满足一些人浮躁的心态和失常的口味，因此乱加调味品，滥用调味品，什么豆蔻等中医药店才能买到的原料，成了餐桌上的新宠，有的调味品本身有毒，有的则是乱加调料，之间相克、相畏、相杀，而产生的毒素有的则是加工不当而生毒！

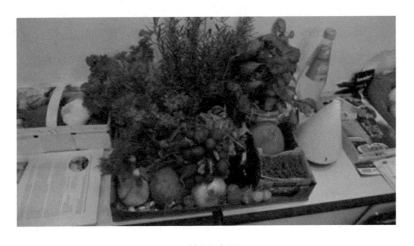

天然调味品

许多调料是热性的，多吃后容易上火、生痰、起痘痘等。乱味就乱性，乱性就会得病。这是辩证唯物论关系。爽口之物，可伤身，不要因一时的痛快，而贪进许多毒素。

15. 装修生毒

装修材料中含有甲醛、油漆等有害健康的毒素。特别是新装修的房子，异味重，毒素高。为了避免毒素伤及身体，可采取以下措施。

（1）选购绿色环保的建材、装修材料，从源头减少含毒量。

（2）新装修的房子，三个月之内不得入住，需要最低三个月的降解、风化、散味才会变好。

（3）在室内摆放几盆盆栽植物，吸附毒素。例如：绿萝、芦荟、薄荷、仙人球、仙人掌等植物，用植物的生命力来抵消室内的毒素。

16. 五谷之毒

俗语讲："人吃五谷杂粮，哪有不得病的。"

五谷是粮食的俗称，各种植物都带有一定的毒性和营养，它是对立统一存在的物质。在此排出农残化残的因素，只讲五谷本身的毒素，会让你大开眼界。

例如：小麦，在麦粒的上端有一撮绒毛，就是麦毒，夏季麦收时农民在打麦场后常常出现皮肤瘙痒、红疹点，那就是麦毒侵害的反应。

大豆，包括黄豆、黑豆、青豆等豆类，含有脂肪氧化酶等酶类，可造成大豆加工时的豆腥味。

五谷之毒在烹调加热时，在高温的作用下能挥发掉90%以上，而少部分还会残留在食物中，被吃入体内。

17. 洗涤剂残留化毒

现在生活中流行洗涤餐具必须加洗涤剂、洗涤灵等化学产品，这些剂类能溶化餐具上的油脂，帮助清洗污垢。但在使用它洗碗时又会冲洗不干净，将它残留在餐具上，下次再用它吃饭，上面残留的化学洗涤剂就会进入体内，这是毒素而不是营养。

笔者提倡使用热水冲洗餐具，消毒又实惠，可是多数人热衷于用洗涤剂洗涤。四川成都曾有位小姑娘出现莫名其妙的发热，经医院方检查化验，调查分类定为洗涤剂中毒。

18. 添加剂、防腐剂生毒

现在许多颜色鲜艳、美观而便宜的食品中大量含有超标的防腐剂、添加剂、工业色素以及各种花样化工添加剂。

这些食物多数被称为垃圾食品，化残超标很多，儿童、青少年食用后，危害更大。

19. 发怒、生气产生毒

美国曾发生过一起案例，婴儿的母亲早上五点半钟起床后，与孩子父亲吵了一架，父亲上班走后，早 7 点时，母亲用乳汁喂孩子奶，结果小孩吸食了母亲的奶后，昏迷不醒，到医院诊治，医生确认为食物中毒。经化验，孩子母亲血液中的毒素极高，是奶汁中的毒致使孩子中毒。

医生用此血液注射在小白鼠身上，结果有两只小白鼠中毒死亡。

由此可见，怒毒有多厉害。有些爱发脾气、爱怒、易暴躁的人，面部青黄，就是长时间发火、发怒、郁闷、暴躁而引起的体内毒素增多，使自己变成了黄脸婆。

人，35 岁以前的相貌是父母给的，35 岁以后是自己创造的，什么样的心态，就会有一张什么样的脸。毒素与情绪、健康成反比！

20. 恐惧产生毒

与愤怒相近的恐惧也生毒，古人说人有七情，喜怒忧思悲恐惊，将恐惧也当成是一种情结。贪污犯、杀人犯，长期惧怕自己被抓，以恐惧的心态度日，多数早逝或患心血管疾病。

有人做过一个试验，将 24 只羊分成两组，12 只一组，分别命名为甲组和乙组。甲组每天有人放牧、水，一般过着平静悠闲的生活。乙组给他们最好的牧草和饲料散养，可是在距离它们不足 10 米的地方拴着一只狼，这只狼有专人看管，始终跟着羊群行动，最远时离羊群 20 米，最近时 10 米左右。18 个月后，甲组的 12 只羊平安无事，还产下了 4 只小羊羔；而乙组的 12 只羊死了 10 只，当初分组时有两只体格强壮的公羊也分在乙组，唯独这两只羊没死，但已经是骨瘦如柴，走路打晃，苟延残喘了。

实践证明，恐惧生毒，并且毒性极大，直接危及生命。

毒素对人体的侵害是无孔不入的，从饮食、饮水、呼吸、日常生活中，时时处处在向我们入侵，一旦达到一定的极限就会发病，危害人的生命。

因此，古人在排毒养生方面总结出了"一清二补三养"的原则，是今日生活的很好借鉴！

二、毒素的存在方式

1. 自由基

自由基是造成人体衰老的最大因素。适量的自由基有好处，可保护身体免受化学物质等外来物的侵害作用。但是身体内的自由基一旦过量，就会产生很强氧化作用而侵害体内细胞，造成衰老、皮肤黑斑、过敏及心血管疾病。

2. 胆固醇

胆固醇是人体不可缺少的一种营养物质，人体内的胆固醇绝大部分由肝脏制造，它不仅作为身体的结构部分，还是合成许多重要物质的原料，但胆固醇的长期大量摄入会使血清胆固醇升高，增大心血管疾病的危险性。

3. 宿便

宿便即肠道内长期淤积的陈旧大便，一般3~5日不解大便而停留于肠管内的粪块称为宿便。宿便是人体肠道内一切毒素的根源，它所产生的大量毒素被人体吸收后，将降低人体免疫力，诱导各种疾病产生，严重危害人体健康。

4. 脂质沉滞

现代人经常摄入含有过高养分的食物，再加上活动量大，水分弥补不足，就很容易导致血液黏稠。随着血液浓度的增高，就会造成大批脂质沉积在血管内壁，各器官供氧不足，引起脑栓塞等疾病。

5. 尿酸

尿酸也是人体新陈代谢的产物，主要由肾脏排出。当尿酸在血液里的浓度超过正常值时，易沉积在软组织或关节引发急性炎症反应。

6. 乳酸

人处于疲劳状态中，会呈现腰酸背痛、浑身乏力、活动迟钝、愚笨等症状，这是由于乳酸堆积造成的。乳酸是人体在长时间活动中产生的，它和焦化葡萄糖酸在体内不断积聚，会导致血液呈酸性。

7. 水毒与瘀血

水毒形成是因为人体食用了过多的冰凉食物或是体内的水代谢呈现异常而导致的体液散布不均匀。瘀血是人体内的老、旧、残、污血液，是气、血、水不流利的病态与末梢循环不畅的产物。水毒会引起发汗、排尿的异常与水肿，瘀血会引起细胞、肌肉的营养不足，造成肥胖等症状。

8. 重金属

重金属在人体中就是毒，很不容易排出，重金属毒形成是因为餐具、炊具脱落，随着饭菜吸纳入体内。

三、毒素所致的外在表现

1. 肥胖

肥胖是脂肪在体内长期累积所致。

2. 皮肤粗糙

血液酸性偏高造成血液中的乳酸、尿酸会侵蚀敏感的表皮细胞，使皮肤失去细腻和弹性。

3. 黄褐斑和雀斑

与强烈日光、紫外线和热毒有关。

4. 痤疮

与皮脂增多、排脂受阻和细菌感染有关。

5. 酒糟鼻

与寄生螨虫、胃肠功能紊乱、情绪不稳、压力过大、内分泌失调有关。

6. 白癜风

机体内新陈代谢过程中的硫醇、酚化合物等对黑色素细胞直接产生毒性作用，阻止黑色素形成。

7. 便秘

平时食物中纤维素含量较低，低血钾、铅中毒、汞中毒等代谢和内分泌疾病时，出现便秘。

8. 湿疹

湿疹是一种过敏性疾病，相关的因素有化学药品、化妆品、燃料、某些动物毒素及蛋、鱼、虾、牛奶等异性蛋白，植物花粉、尘埃等外界因素，肠道寄生虫、某些代谢、内分泌或消化道等功能失调。

9. 荨麻疹

荨麻疹为某种异性蛋白食物或药物过敏，食物过敏多与鱼、虾、蟹、蛋、牛奶等有关。

10. 斑疹

斑疹是传染病常见的一种症状，多为体内热毒外发引起。

11. 银屑病

银屑病是一种由于细胞免疫异常而致的表皮增生性皮肤病，与感染、代谢异常、内分泌失常等因素有关。

12. 瘙痒

与多种因素有关，如物理性因素（冷、热、光、电等）、化学物质的刺激、生物因素（昆虫、寄生虫等）及刺激性食品（烟、酒、葱姜、花椒、辣椒等）都会引起瘙痒。

13. 化脓性皮肤病

一般是由化脓球菌感染引起，表现症状为脓疱疮、毛囊炎等。

14. 皮肤癣病

主要是由毛癣菌、表皮癣菌、小孢子菌和白色念珠菌所致。

15. 高脂血症

血脂高、血液黏度大、血液循环不畅。

16. 高血压

主要是因大脑皮质功能紊乱引起的全身小动脉阻力增高所致。

17. 脑动脉硬化

由脑血管慢性增生改变引发。

18. 痛风

尿酸增多导致机体代谢障碍，尿酸多沉积在关节、皮下组织中。

19. 恶心呕吐

这是机体对食用有毒物质的反应。

20. 头痛

神经血管和脑膜疼痛刺激敏感的组织受到不良因子的影响引起。

21. 腹痛腹泻

由饮食不洁或食用生冷、变质食物引起的食物中毒导致。

22. 发热

大多为病菌感染引起。

23. 黄疸

人体在代谢过程中，衰老的红细胞不能及时排出体外，或者红细胞被破坏太多，造成体内胆红素增高。

24. 睑腺炎

俗称麦粒肿，由细菌侵入眼睑感染而引起。

25. 烦躁昏迷

各种脑炎、脑膜炎、脑脓肿以及各种严重感染，如败血症、中毒性痢疾、脑型疟疾、一氧化碳中毒等中毒反应；轻则烦躁，重则昏迷。

26. 癌症

30% 是由于饮食或烹饪不当或吸烟饮酒过度所致，70% 是由于环境污染所致。

27. 女性妇科炎症

由女性生殖器的各种炎症所致。

28. 性欲减退

性冷淡、性厌倦。

29. 其他

女性宫寒,可致不受孕。男性疲软、前列腺炎、睾丸肿硬、睾丸肿、不生精可造成不育。

另外，还有食欲减退、厌食、腹胀。口臭、呼气有异味。气喘、腿脚沉重。嗜睡，睡不醒，懒得起床或为起床困难户。心情烦躁，郁闷，想发火，想发脾气，想骂人，情绪不稳，容易做错事，易与人产生口角，闯祸。体重增加，腹部隆起，气短，气虚。痰多、咳嗽、肺部不适。记忆力减退、毒素阻碍大脑正常供血，阻碍血液正常循环，造成大脑缺氧，记忆力减退。尿黄、面部发青，没有血红色。

四、人体排毒

人体本身有五大排毒机构，这些机构每天都在为您的身体排毒，减少疾病的发生。如果这五大器官不工作、不排毒，那么人类连五天的时间都活不到，而他们的排毒功能决达不到彻底排毒的效果，因此需要人工辅助排毒，更是资助健康的妙计绝招！

健康之道：吃饭睡觉。人体五大排毒功能是自身排毒功能的体现和人体结构的奇妙之处。简单讲就是拉屎、撒尿、出汗、放屁、流眼泪，妇女比男人多出两条排毒功能，即每月来一次月经和生产小孩时排出的胎毒。

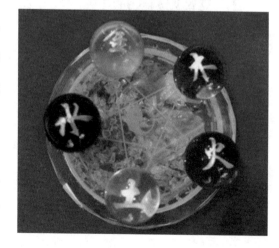

1. 消化道排毒

人们每天吃进许多食物后，食物入体内进行消化、吸收后所产生的废弃物就是大便。此时的大便带有腐臭的毒素，如果能及时排出体外就会一身轻松，是健康状态的体现。而不能及时排出体外，产生便秘、肠道梗阻，就会使许多毒素随着体内的血液循环而流遍全身，使人产生出困倦、生痘、红斑等情况。这时就需要排毒，让毒素尽快地从身体内排出，正常人一天排一两次大便，这就是正常排毒，如果两三天才排便一次就是严重的便秘，就更需要抓紧排毒！

2. 泌尿系统排毒

我们喝进体内的水、吃进带水分的水果、蔬菜，喝的稀粥、牛奶、鲜榨果汁，进入小肠后进行营养吸收和分离，吸收营养后的废液进入肾脏，通过肾脏进行第二次吸收和过滤后变成废液——尿。尿进入膀胱储存，储存达到一定量时就要排出体外，这就是撒尿。我们常闻到尿的臊臭味，那就是毒素被排出体外的表现。尿色显黄，也是含毒素高的表现，这时的肾功能在排出有毒素的尿液时，要花费很大的代价和受到严重的危害。长时间排毒素严重的废液，就会患肾炎、尿毒症、尿酸、尿蛋白、糖尿病、痛风等疾病，肾脏被破坏损害后，就会堵塞不畅通，这时医生就会让你透析，人工打通肾的通道让人体正常的排毒、撒尿。但疾病进展到这种程度时，为时已晚，所以要提倡极早防治，这样才不会让肾脏受损，而唯一的方法就是没病也排毒！

3. 汗腺排毒

我们的皮肤上有许多的毛孔与体毛，这些体质特征下藏着一个很大的排毒系统就是汗腺，当天气炎热或者激烈运动后就会出汗，那就是在排毒！

在人体汗腺排毒功能中有五条大汗腺，也就是排毒最快、最多、功能最大的排毒部位，这五个部分的大汗腺分别在人体的背沟、两大腿之间、腋窝、手掌、脚掌处。这些部位在出汗时，出的汗最多、最快，并且还能将其他毒素排出体外。例如：汗液臭味、咸味，腋窝下的狐臭味也是体内的毒素通过大汗腺排出体外的结果，通过分泌排毒系统从大汗腺排出的毒素也是深藏在五脏六腑中的毒素。

4. 其他排毒方式

（1）放屁：我们常听别人说"气死我了！""今天憋了一肚子气！""气昏了头""气疯了""气坏了"，古人也有"笑死牛皋，气死金兀术"的记载。气大伤身，生气就会产生毒素，而把生的气郁结在体内就会得病。有句谚语讲"花是浇死的，人是气死的"，毒气在体内看不见、摸不着，但是你会感觉到胸闷、四肢无力、困睡不醒，这就是气毒在作怪，有的人生气后三天不吃不喝，那更是损害身体，贻害无穷，损伤寿命！

如果生气后能及时将毒气排出体外，那就会健康，排气的唯一途径就是放屁、放臭屁。不要见笑，当我们起床后放几个臭屁，心情会感到格外舒畅。为了让你能排出体内毒气，少患病，这就需要用食物来加速排毒。例如：圆葱、柚子、柚子皮、大萝卜、韭菜就是排出毒气的良好妙方。在生气后，可以生吃圆葱、大萝卜等，可以快速地放屁，把毒素排出体外。气大伤身，毒气会使人留下疾病的隐患。

（2）流眼泪：流眼泪是排毒，被很多人所忽视，我们常讲"男儿有泪不轻弹"，也表现出男人不常流眼泪，女人比男人能哭。女人的寿命普遍比男人高，就是因为她们的排毒功能多了几招。哭叫时，将体内的毒素发泄出去，身体就舒服多了。在农村有人讲"好人没长寿，祸害一万年"，就是说明那些不讲理、会撒泼的泼妇女人寿命比那些老实巴交的人的寿命长，她们会撒泼能骂大街，把胸内的毒气发泄出去了，所以她们就比平常人长寿。

不要怕流泪，在没人的地方，到大山、树林里放声喊叫几声，流出几滴眼泪，也可以排毒。

另外，成年妇女每月来的一次月经，当经血流出体外时，那也是一种排毒的途径，在妇女生产时会将胎毒、子宫内的毒素通过胞、羊水等排出体外。在五十年代，一个妇女常生五至六个小孩，有的多达十几个，那时候的妇女很少患子宫癌，因为她们在生产时就发生了排毒价值，让体内的大毒素排出，就更健康，更有活力！

人体常态的排毒达不到一定水准时，我们就要想方设法让其快速排毒，这就是我们要讲述的重点！排出毒素，永远年轻！

五、排毒新思维

1. 通便与排毒

所谓"毒"是一些对生理功能状态有不良影响的物质。毒素是造成

 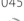

人体疾病及衰老的重要因素。人体的"毒素"主要通过大小便、皮肤、呼吸等排出体外，这些通道受到阻塞时就会产生毒素积聚，因此需要"排毒"。不少消费者都把"排毒"简单地理解为"通便"。这种观念很危险，有人误以为排毒就是排便，这显然是错误的。毒是泛指对机体不利的物质。因毒来源不同，有外来之毒、内生之毒；因毒的性质不同，有湿毒、热毒、痰湿之毒、湿热之毒、水谷之毒、瘀血之毒、糖毒、脂毒、尿毒、粪毒等；因毒侵害机体的部位不同，引起疾病的症状、性质各异。所以排毒所针对的就是存在于人体内的各种致病因素。

事实上，通便是一种非常重要的排毒方式，但更重要的是恢复人体自身排毒系统的正常功能，使人体内外环境达到统一协调。因此，日常排毒应选择排毒效果好的食品。

2. 没病也排毒

排毒是一个代谢的过程、平衡的过程，是把过剩的东西排掉。饮酒过剩、滥用药物等不良生活习惯都会产生"毒素"，人体积聚了"毒素"以后，就会产生一些症状，例如：长期咳嗽、便秘、皮肤病等。如果没有出现体内有毒素的症状，没有病变也要坚持排毒。

3. 坚持食物排毒

药物排毒对身体会造成较大损害。除了蔬菜水果外，有些食品也可以排毒，比如海带、绿豆、蘑菇、黑木耳等，这可以根据个人喜好经常食用。"排毒"所要解决的问题是打通机体各路排毒管道，使毒有出路，气血流通运行正常，以达到脏腑功能、阴阳气血之间平衡与协调，这就是所谓排出人体毒素，调节机体状态平衡。

4. 致衰老的体内毒素

在新陈代谢正常的情况下，人们所吃的食物经过食道、胃、十二指肠、小肠、大肠，最后从肛门排出体外，整个过程一般可在12~24小时内完成，这样就可确保废物不在肠中过久停留。因为接触肠壁时间太久，废物难免会被人体再次吸收，从而导致体内中毒。尽管人体有这样的防毒功能，可疲劳、紧张或其他生理原因，都会导致人体出现代谢功能失调、内分泌紊乱，致使人体的废物长期停留在体内。这样残余的废物在肠内开始腐败，结肠中的菌群就会不断分解废物，产生毒素。毒素经过结肠再次吸收，不断渗出污染体内环境，后经血液循环进入人体不同器官，从而进入体内引发各种疾病，出现记忆力衰退、疲劳、面色灰黄、便秘、痔疮和内分泌失调、肥胖等。

5. 健康的男人是否需要排毒

很多男人一提起排毒，就是一脸的不屑，他们认为自己身体很棒，排毒是女人的专利，男人不用养颜也就无须排毒。殊不知，男人特别是中年以上的男人，恰恰是更需要排毒的一群人。

排毒的目的不只是养颜，更重要的是保证身体健康。男人是个筐，如今的男人有几个不抽烟？有几个不喝酒？有几个不应酬？事业的奔波，生活的累，成功与挫折，高兴与烦恼，因为你是男人，人生的一切你只得照单收到你的身体感情的筐里，对于男人自身的生理、心理状态，男人往往不想，也没有空去治理整顿。

男人说，既然有毒，为什么我还这么强壮？千万不要被表面现象所迷惑！难道你没有注意到四十岁的男人们正在经历着严峻的考验吗？记忆衰退、臃肿不适、精力不济、食欲不振、面色无华，这些是身体代谢不畅的表现，不是没有毒素，而是毒素还没有发作！

一旦毒素积聚到了一定程度，它堵塞你的血管，进入你的血液，损害你的器官，你的身体就会随之崩溃！要注意的是，这一情况还有日益年轻化的趋势。男人在三四十岁就因脑中风而入院的事随处可见。而年轻男性中由于工作的压力过大而患神经衰弱、便秘的人也是比比皆是。

为了男人的尊严，许多人还在硬撑着，对于有限的精力和健康来说，这样的做法无疑是竭泽而渔，待到年纪稍大时便会尝到苦果。中老年男人，肥胖臃肿、脂肪代谢废物堆积，整个状态越来越接近于瘀滞的病前状态，越来越远离气机顺达、代谢畅旺的健康状态。

这绝不是危言耸听！男人的压力大，更应该珍重自己，排出毒素，让自己轻装上阵，以健康的体魄、充沛的精力来迎接各方面的挑战。男人更需要排毒！

6. 需要强化排毒的人群

（1）出现肝肾解毒、排毒功能弱的人群，如肝炎、酒精肝、脂肪肝、胆囊炎、胆结石、胆汁倒流、造血功能低下、面色苍黄、肝脾不和、肾结石、肾虚、乳腺增生、黄褐斑、老年斑以及内分泌失调的患者和子宫肌瘤、卵巢囊肿等各类妇科疾病。

（2）对服用药品、保健品效果不明显的心脑血管病、糖尿病、胃肠病、肝病等患者。

（3）饮食不规律，烟酒应酬多，睡眠不足，缺乏运动，精神压力大等毒垢较多的人。

（4）有孕育计划并希望减少胎毒、清洁孕育环境、提高孕育环境质量的夫妻双方。

（5）精、气、神不足，容易疲劳，失眠健忘、性功能衰退者。

（6）渴望净身瘦体，提高免疫力，延缓衰老，恢复青春的人士。

（7）肥胖、便秘、色斑、皮肤暗黄无光、痤疮、粉刺、青春痘、皱纹、毛孔粗大者等。

7. 排毒时应注意的事项

（1）体内毒素较轻者：排毒效果最明显，排毒次数可达五次以上。

（2）毒素较重者：当晚会出现不排或排一至二次或第二天中午大量排出。

（3）毒素特别重者：可能出现当天或第二天不排现象。

（4）整个过程无脱水现象。若身体堵胀，有下坠感，说明体质太弱，暂缓排毒。

（5）一般人群排毒后都能起到清理毒素，清除污垢，清除多余油脂的作用。排泄少或不排者，是因为毒素隐藏得较深，经过两次或多次清理，效果才会明显。

8. 为什么会排毒失败

以下特殊情况，排泄次数会相对减少，甚至不排。

（1）排毒前，喝茶、咖啡、可乐等含丰富咖啡因的饮料。

（2）特别肥胖、有便秘病史者。

（3）过度紧张或神经过敏。

（4）使用其他药物或者喝了解毒、排毒食物。

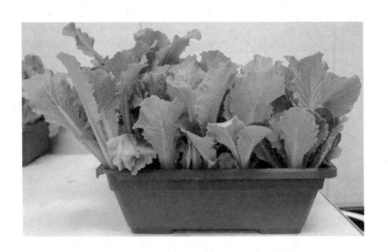

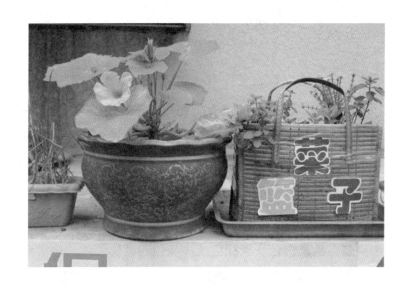

第 3 章
排毒饮食知多少

一、排毒饮食新观念

在坚持一年四季排毒的基础上，还要坚持六减饮食的新观念。低碳饮食是低碳生活的一项重要内容，就是在饮食方面降低二氧化碳的排放量，尽量少用高温油炸食品，少用排放量大、污染环境的饮具；在膳食搭配方面，减少热量和脂肪就是我们所提倡的六减低碳饮食新观念，即减盐、减糖、减脂肪、减酒、减味、减热量。加快体内排毒，简称低碳饮食"6+1"。

1. 减盐

盐是百味之首，又称百味之王，是基本味型，咸味是本味。盐是人类健康不可缺少的营养类物质——矿物质。盐是食用的矿物质，主要由动物体内不可缺少的氯化钠构成，但对大部分陆地植物有毒。盐的味道是基础味道之一，也是一个重要的防腐剂和深受欢迎的食物调料。

人类消费的盐有不同的形式，包括粗盐（海盐）、精盐（食盐）、加碘盐。盐是白色、淡红色或浅灰色的结晶固体，通常来自海水或岩石矿物。因为矿物成分的原因，可食用的岩盐微带灰色。

盐是由两个主要成分构成的，氯化物和钠离子对于所有动物的生存都是必需的，包括人类。盐涉及调节人体的水含量（体液平衡）。盐的迫切需要或许是由微量无机物的不足以及氯化钠自身的缺乏引起的。反之，盐的过度消耗增加了健康的风险，包括高血压、冠心病等。

咸味主肾，阴阳五行中属水，与颜色中的黑色相对应。是人的生命之本，精源之本的体现。但是物极必反，一切事物的发展都是有一利、必有一弊。盐能养肾、生精、补血，但摄入盐过量就会损伤肾脏，加重肾的排量负担，起到相反的作用。

现实生活中我们许多人盐的摄取量超标，严重地损害着健康，从而引发出高血压、心脏病、痛风（尿酸）、糖尿病等系统疾病。

导致这一现象出现有两种原因：一是计算有误。例如，在 20 世纪五六十年代，人们的饮食水平低，吃馒头、窝头、粗米饭多，吃副食品少，咸菜、腌菜是主打菜。

一碗大米饭一个菜，猪肉炖粉条是好菜，因此口重，才能吃出滋味，主食与副食的比例是 8∶2；而现在生活好了，副食品多了，鱼鸭、鸡肉是家常便饭，而主食的食用量在大大减低，主食与副食的倒比例是 3：7。在每顿饭吃 70% 的副食情况下，盐的含量累计起来就多了。二是许多人的味蕾部分（舌头尖部）在学生时代就被破坏了，吃急饭、吃热饭、烫坏了味蕾，口中总感觉不到咸味，但等觉到咸味了，就已经过量了。

烟台的自然条件好，寿命却没有山西人高，山西自然条件差（煤、铁污染重），寿命却比烟台人高，其原因就是烟台人盐摄入量过高，山西人吃醋，心血管发病率低，吕梁山区出现了许多吃山药蛋和五谷杂粮的百岁老人。

现代食品工业把盐中加进了营养成分，例如：加碘盐、加砷盐、多元盐、精细盐、调汤盐、营养及盐等。

盐不可不吃，也不可多吃。保持一个合理的用量关键，世界发达国家人的用盐量：英国人每天食盐量是 4.8 克；美国人每天食盐量 5.8 克；法国人每天食盐量 5.5 克。而在我国，据统计：北京人食盐量是 12.5 克；东南沿海地区食盐量是 16.6 克，远远超过国际水平。成年男人，一天一人吃 5～6 克，根据不同的工种，不同的年龄，性别可以略减或略加。

例如，重体力劳动者、运动员等运动量大、消耗体力多者，可以适当加 1～2 克盐，以补充出汗流失的盐分；轻体力工作，例如：医生、教师、文员就可以减少一点。妇女、儿童更应以此为基础减少用盐量，减盐要适当、适量，切不可断盐。

2. 减糖

糖是甜味口，是人类最喜爱的口味之一，同时也是害人最深的调味品。人类从母乳中品尝到的第一口感就是甜味，这种营养成分叫乳糖，这一口味深深地烙印在每个人的心底，并伴随人的一生。

糖的化学名称叫碳水化合物，由碳、氢、氧 3 种元素组成，是补充人体热量的重要营养素。糖类分布于各类食物中，植物中的甜菜、甘蔗、淀粉糖、葡萄糖、果糖，动物中的乳糖，糖类按分子组成的大小（化学结构的繁简）和能否被水解，又可分为单糖、双糖、多糖 3 大类。

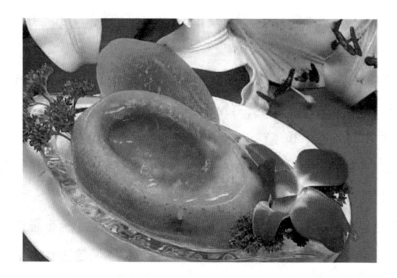

◆ 单糖

单糖是分子结构最简单并且不能水解的糖类。单糖为结晶物质，一般无色，有甜味和还原性，易溶于水，不经消化过程就可为人体吸收利用。其中以葡萄糖、果糖、半乳糖对人体最为重要。

（1）葡萄糖：广泛分布在植物和动物之中。在植物性食品中含量最丰富，葡萄中含量高达 20％，所以称为葡萄糖。在动物的血液、肝脏、肌肉中也含有少量的葡萄糖。葡萄糖是人体血液中不可缺少的成分，也是双糖、多糖的组成部分。

（2）**果糖**：存在于水果和蜂蜜中，为白色晶体，是糖类中最甜的一种。食物中的果糖在人体内转化为肝糖，然后分解为葡萄糖。

（3）**半乳糖**：在自然中单独存在的较少。它是乳糖经消化后，一半转变为半乳糖，一半转变为葡萄糖。半乳糖稍具甜味，为白色晶体，在人体内可转变成肝糖。它是神经组织的重要成分，琼脂（冻粉）的主要成分就是浓缩半乳糖。半乳糖的醛酸是植物中的果胶和半纤维素的成分之一。软骨蛋白中也含有半乳糖的化合物。

◆ 双糖

双糖是由两分子单糖失去一分子水，缩合而成的化合物，水解后能生成两分子单糖。双糖多为结晶体而溶于水，不能直接为人体吸收。必须经过酸或酶的水解作用，生成单糖后，才能为人体吸收。与人们日常生活关系密切的有3种，即蔗糖、麦芽糖、乳糖。

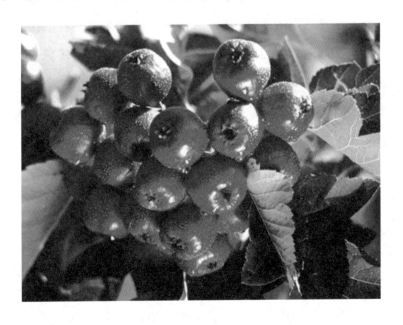

（1）蔗糖：它是由一个分子的葡萄糖和一个分子果糖化合失去一分子水所组成，为白色晶体，易溶于水，加热至200℃时变成黑色焦糖。烹调中的红烧类菜肴的酱红色，就是利用这一性质将白糖炒成焦糖着色而成。蔗糖可被酵母发酵，或被酸、酶水解生成一分子葡萄糖和一分子果糖。甘蔗和甜菜中含蔗糖最多，果实中也含有蔗糖。蔗糖味甜。

糖类不都是很甜的，各种糖的甜度也不相同。通常以蔗糖的甜度为100作标准，葡萄糖为74.3，半乳糖为32.1，果糖为173.3，麦芽糖为32.5。

（2）麦芽糖：麦子在发芽时产生的淀粉酶，能将淀粉水解并生成中间产物的麦芽糖。麦芽糖是由两个葡萄糖分子组成，为针状晶体，易溶于水。唾液、胰液中含有淀粉酶，也能将淀粉水解为麦芽糖。我们在食用含淀粉类的食物（如米、面制品）慢慢咀嚼时感到有甜味，就是唾液淀粉酶将淀粉水解生成麦芽糖的缘故。麦芽糖是饴糖的主要成分，而饴糖是常用的烹饪原料，如烤鸭、烧饼等食品在制作时常用饴糖。饴糖加热时，随温度的升高而产生不同色泽，即浅黄→红黄→酱红→焦黑。

（3）乳糖：乳糖存在于哺乳动物的乳汁中，是由1分子葡萄糖和1分子半乳糖所组成，为白色晶体，溶于水。人乳中含5%～8%，牛乳中含4%～5%，羊乳中含4.5%～5%。

◆ 多糖

多糖是由多个单糖分子去水组合而成的，如淀粉、植物纤维、动物淀粉（肝脏淀粉和肌肉淀粉）等都是多糖。

我们从以上简述中可以看出糖类在食物中分布极广泛，再加上口味甜美，所以被人们所喜爱，糖类产生的热量是维持人体常温的重要营养成分。我国每年进口大量的含糖量食品来满足市场的需求。

糖是人类八大营养素之一，但也是慢性病的第一杀手。糖用的适量、适当是营养品，过多过滥就是慢性毒药，是导致糖尿病、高血脂、高血糖、肥胖症的元凶。西方营养专家证实，导致以上慢性病及血糖增高的原因不是鱼、鸭、蛋、肉，而是"三白食品"（白米、白糖、白面）。这三种食物含糖量最高，摄取量大，是导致血糖高、脂肪多的重要原因。

许多人偏食，就是爱吃甜食，小儿厌食也是因甜食吃多了，热量过剩而导致的厌食。

要减糖，首先要改变观念和口味，保持营养平衡、合理搭配。把每天谷物主食的500～800克，减到200～300克食用量。

糖瘾，许多人每天都要吃甜味食品，不吃糖就咽不下饭，笔者曾在河北遵化宾馆路对面的一家风味小吃店中见到过一名典型的"糖瘾"较大的妇女，她30多岁，点了4道菜，2道甜口的，吃一大碗米饭，还要在白米饭中加白糖。而她的体形确是腰宽体胖、五大三粗。像这样糖瘾大的人，不吃糖就不能吃饭，不吃糖就一天难熬，这样的人长年受糖的困惑，对健康影响很大。

水果、乳糖、蔬菜来补充，同时多喝水、排毒就会获得健康的体质。

这里要强调两点：一是改变观念，把吃甜、吃糖等陈旧的不健康观念放弃，就会有新的观念产生。二是要改变口味，许多人不愿吃苦味、辣味、酸味等食物，若用百味之美、百味能美容、百味是雅气、百味有营养、百味应当健全等新的逻辑思维来衡量和正确认识饮食，这样就能走出甜味的误区，就会健康快乐每一天。

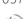

3. 减脂肪

我们日常食用的猪油、羊油、豆油、花生油、芝麻油、菜籽油等都是脂肪。猪油、羊油、牛油等为动物性脂肪，含饱和脂肪酸，豆油、花生油、菜籽油等称为植物性脂肪，含不饱和脂肪酸，脂肪是人们饮食中不可缺少的营养素。此外，还有属于脂肪一类的物质，称为类脂物，它们的营养价值和脂肪一样，其性质与脂肪也很相似。

脂肪是由脂肪酸和甘油所组成，所含的元素有碳、氢、氧。但是脂肪所含碳、氢的比例比糖类要多，而氧的比例要小，因此脂肪比糖的发热量高。当脂肪经酸、碱、酶或热的作用水解后，可分解出一分子的甘油与三分子的脂肪酸，故脂肪亦称三酰甘油，简称甘油酯。甘油对人体没有营养价值，而对人体有用的部分只是脂肪酸，才能被人体吸收为营养。脂肪酸有若干种，一般分为两类：一类叫饱和脂肪酸，另一类叫不饱和脂肪酸。这两类中，每一类又有若干种，如硬脂、软脂、油脂等。我们所食用的油脂和食品中所含的脂肪是许多种三酰甘油的混合物，因此，甘油酯又分为混合甘油酯与单纯甘油酯两类。在这两类的每一类中又分若干种，如三油酸甘油酯、三软脂酸甘油酯、三硬脂酸甘油酯。

油脂的性质与其中所含脂肪酸的种类关系甚大，主要的脂肪酸有下列几种。

（1）低级饱和脂肪酸（挥发性脂肪酸）：低分子量的脂肪酸，分子中碳原子数在 10 个以下，为挥发性的脂肪酸，如酪酸、乙酸、辛酸等。这些脂肪酸在奶油及椰子油中较多。

（2）高级饱和脂肪酸（固体脂肪酸）：分子中含有 10 个以上碳原子、在常温下呈固体的为固体脂肪酸，如月桂酸、豆蔻酸等。

（3）**不饱和脂肪酸**：在分子结构中有一个以上双键脂肪酸为不饱和脂肪酸，通常为液体。

有一个双键的主要有：十二碳烯酸，奶油中有微量；十四碳烯酸，含于奶油、鱼油中；十六碳烯酸，含于鲸油、鱼油、豚脂、牛脂、羊脂、奶油、鸟类脂肪、两栖类脂肪和植物油中；油酸，各种动植物油中均含有；二十碳烯酸，含于水产脂肪中；菜油酸，含于芸豆及芥菜种子油中。

有两个以上双键的主要有：亚油酸，含于动植物油脂（人体必需脂肪酸）中；次亚油酸（亚麻油烯酸），含于亚麻仁油、棉籽油、大豆油（人体必需脂肪酸）中；十八碳四烯酸，含于鱼肝油中；二十碳四烯酸（花生油烯酸），含于猪脂、牛脂、羊脂、奶油（人体必需脂肪酸）中；二十二碳烯酸，许多水产类油中均含有。

脂肪一般不溶于水，比重也小于水，故能浮在水的表面。含不饱和脂肪酸较多的脂肪，在普通室温下是液体，如各种植物油类；反之，含不饱和脂肪酸较少者，在常温下多呈现固体状态，如猪油、牛油、羊油。

这是因为前者熔点低，后者熔点高。脂肪虽不溶于水，但经胆汁、盐的作用，变成微小的粒状，可以和水混合均匀，形成乳白色的混合液。生成乳状液的这一过程，称为乳化作用。脂肪的消化要先经过乳化作用，后被脂肪酶水解才便于吸收利用。脂肪的消化率与熔点有密切的关系。凡熔点低于人的体温（37℃）者，就比较容易为人体所吸收。例如，花生油、芝麻油熔点都低于37℃，其消化率高达98%；而羊脂的熔点为50℃，其消化率只为88%；牛油熔点是45℃，消化率是93%。

类脂物也是由碳、氢、氧所组成，有的还含有磷、硫等元素，例如，卵磷脂含有碳、氢、氧、氮、磷5种元素。卵磷脂是组成动植物细胞的重要成分。另外，胆固醇也是由碳、氢、氧等元素组成的。这类物质在神经组织和肌肉里的分布极广，在营养上也很重要。

脂肪的生理功能有如下几个方面。

（1）供给热量：脂肪经过消化，到了小肠就会被分解为甘油和脂肪酸。脂肪酸经吸收后，一部分会再变成脂肪，储藏在体内；另一部分则被吸收入血液，并输送到肝脏及其他细胞内，经氧化产生热能。其化学反应式如下：

$$脂肪酸 + 氧 \longrightarrow 二氧化碳 + 水 + 热$$

每克脂肪能产生9.3千卡的热，比糖类和蛋白质的发热量高得多（约为糖的2倍）。

（2）组成机体细胞：脂肪是构成人体内细胞的一种主要成分，脂肪在细胞中主要以油滴状的微粒存于胞质中，类脂是细胞膜的基本原料，体内所含的脂肪称为体脂。体脂在生理上是很重要的，因为它不传热，故可防止热量的过分外散。胖人体内脂肪多，冬天较不怕冷而夏天怕热，就是这个道理。脂肪还有保护和固定体内器官以及滑润的作用。

（3）溶解营养素：脂肪是脂溶性维生素A、D、E、K及胡萝卜素等的溶剂。上述维生素只有溶解于脂肪才能被人体吸收，而且脂肪中也常含有脂溶性维生素。

（4）调节生理功能：在不饱和脂肪酸中有亚油酸（亚麻油酸）、亚麻酸（亚麻油烯酸）、花生四烯酸（花生油烯酸）3种脂酸，对维持正常机体的生理功能很重要，但人体内不能合成，必须由食物中供给，称为"必需脂肪酸"。动物实验表明，缺乏这些脂肪酸，会产生皮肤病、生育反常等。食物中的胆固醇经吸收后与必需脂肪酸结合，才能在体内进行正常代谢。必需脂肪酸能促进发育，能增强皮肤微血管壁的活力，阻止其脆性增加，对皮肤有保护作用，能增加乳汁分泌，还可防止放射线照射所引起的损伤。必需脂肪酸还有降低血小板的黏附性作用。必需脂肪酸缺乏可引起皮炎。

此外，卵磷脂是构成细胞膜和原生质及神经组织的重要成分，有防止内脏脂肪堆积过多的作用，是人体生长、发育的重要营养素。

一个普通的工作者，每天摄入20～35克脂肪（包括食物中所含的脂肪在内），在营养上就不会发生严重问题。重体力劳动者，当然要多吃一点。脂肪不能吃得太多，太多会妨碍肠胃的分泌及活动，引起消化不良。过多的脂肪还会储藏在体内，储藏过多了，就会得肥胖病、高血压病和心脏病等疾病。

脂肪不仅是人体所需的基本营养成分，而且脂肪酸还协助蛋白质的转化与吸引，也是卵磷脂、胆固醇在体内转化生成的重要原来。但是我们以前的教科书和营养学教材提出的人体每天摄取脂肪的标准是50克，与现在提出的20克相比减少了60%，这个数据听起来很少（只有不到半两，一两是50克），但在现实生活中稍不注意就会超标，例如：炒菜须放油，炖肉、红烧肉时放油，一般情况下，我们购进的猪肉、羊肉、牛肉、鸡肉等都带有30%的动物性脂肪，而在烹调中没有减去这些脂肪的含量，又加进了植物油，就会超标。另外，中国传统的观念中有：油多好炒菜，人多礼不怪之说，许多人把多用油，视为好吃。殊不知，油糊糊、黏糊糊的食物已经是不健康的食物。油炸食品、油浸鱼、滑熘肉片都是油量过大的菜肴。

笔者提倡炒菜后放油，炖菜不加油的新理念、新技法，为普及健康饮食提供了具体的细则和实施方法。

脂肪的减少还有一点要强调，就是要减少坏脂肪、反式脂肪酸的摄入量。什么是坏脂肪？就是变质了、没有营养价值的脂肪。例如：油脂存放时间过长，有异味（哈喇味），黄油高温加热后冒青烟，熘焦了的油脂肪都是坏脂肪。有一种更坏的脂肪是不法分子将饭馆、酒楼中的泔水、下水道排出污水的浮油捞起，提炼出的食用油（俗称地沟油），这种油没有营养价值，对人体更有害，半点都不能食用！

好脂肪、坏脂肪都是脂肪，要想健康，严把病从口入的关，脂肪是关键！

4. 减酒

无酒不成宴席，酒是穿肠的毒药。酒能成事，酒也能败事。酒的度数，理化指标测试的含量内容主要是酒精，酒精的化学名称是乙醇。乙醇可以使人兴奋，增加血液循环，刺激人的中枢神经。过量的饮酒会造成神经麻痹，处于醉酒状态，同时，长期饮酒也会增加肝脏、心脏的负担，造成酒精肝、肝硬化等。

酒以液体状态进入人体后再进入循环系统，随着血液的循环再进入肝脏、心脏等人体重要器官内，把干净、纯洁的血液变成含有乙醇很高的"酒精血"，长期这样对人体损害很大。

现在国际上流行喝的葡萄酒、果酒、清酒、黄酒、黑糯米酒等都是水果、粮食酿造而成的，酒精含量低，含糖量也较低，适当饮用有益于健康。西方国家经过试验得出结论，葡萄酒不仅能软化血管，清除体内自由基，而且还有预防艾滋病、心血管疾病的作用。

美酒一杯浪漫情怀，而高度的白酒、烈酒对人体损害较重。减酒，首先要减酒度，减少酒精对身体的危害！

减酒的另一个概念就是改变饮酒陋习，要文明喝酒、适当饮酒。而狂饮不醉，不多喝点怕别人瞧不起，不把别人灌醉才解气，划拳、行令都是饮食的不良习俗，应当加以改进和限制。减酒的第三个含义是要减少饮酒次数，不要把酒当饭吃、当水喝，有高兴事、朋友聚会、家人团圆，适当喝酒，喝酒前后一定要饮水。

白酒、红酒都是酒，啤酒黄酒也是酒。现在禁止酒后开车，对每位司机来讲更要认真对待，做到喝酒不开车、开车不饮酒！

5. 减味

中国菜，百菜百味，味是菜的灵魂。在全世界饮食中，西方人用眼看，凭颜色选择食物；日本人用鼻子闻，凭气味来确认菜的优劣；而中国人用舌头来品味菜的内涵——味道。

众口难调，适口者珍！

中国人在饮食生活中，对口味的要求很高，能品味菜的质量和味道，这是中华文明的体现，也是炎黄子孙的美食水平的高度概括。口味有基本味，又称单一口味为：苦、辣、酸、甜、咸、鲜、香；复合味就是将两种以上调味品混合使用，而产生出的新口味，例如：香辣味、甜酸味、咸鲜味、麻辣味、五香味、怪味等。这些口味丰富了人们的饮食生活。口味是美味，也是营养，使用得当就会产生健康的美食，造福人类；使用不当则会损害健康。乱用调味品，实际上是一种不文明之举。

中国是美食大国，饮食文化是中国传统文化的组成部分，我国劳动人民在长期的生活实践中积累了丰富的饮食经验和技术，调味便是其中的一种。在4000多年以前，夏商时代的伊尹就懂得调味、调汤，到距今2000多年的秦朝，吕不韦所著的《吕氏春秋·本味篇》中就更明确地归纳了伊尹的经验，并实践提出"水生者腥、食草者膻、食肉者臊"的异味概述以及九鼎、九沸、九变的调味理论。在传统的鲁菜中，人们都知道用猪骨、鸡、鸭、牛肉煮汤后，调出鲜味，称高汤、清汤、奶汤。中国字中的鲜字也是在四千三百年之前由彭祖发明，以"羊方藏鱼"为代表菜，把鱼羊为鲜升华到理论。

我们常用的葱、姜、蒜、大料、桂皮、花椒是五味调料，油、盐、酱、醋就是基本调料，原生态调料。而有些厨师为了哗众取宠，乱用调料，把口味从五味变成十八香、二十五香。有种麻辣鸭脖，在全国热卖，我问"发明人"都有什么秘方，他说出的配方有28种调料，内中还有当归、白芷、草果等中草药，这些调料混在一起炖，其营养价值会有多高？而对身体所起反面作用又有多少？我们许多人没有考虑这一点，只图满足口福，忘记了损伤五脏六腑。

现在市场上更可怕的是，一些调味品不是天然生长的植物性调料，这些调味品中有的打着国际品牌的名誉到处推广，让专业厨师和食品厂使用。这些化工添加剂调味品含有很多对人体有害的激素和化学成分，过量食用会对身体造成危害！

日本人1908年发明了味精，并向全世界推广，30年代引入中国，但当时因为抗日及抵制日货的原因，味精并没有在全国得到普及，单在东三省，味素、味精却是在高档菜馆、酒楼以及达官贵族之家的餐桌上非常流行。

味精与火柴（洋火）、煤油（洋油）一样实用性强、诱惑力大，到了20世纪50年代，我国已有技术引进，60年代已开始在国内广泛使用。但是，味精只能满足人们的口感鲜味、味觉，而没有什么营养价值。并且，味精中含有大于12%的钠离子成分，按照现代医学理论，过多的钠离子进入人体后会破坏细胞的钠/钾平衡，是导致发生高血压、心脏病、肾病等慢性病的重要原因，使人们在品尝美味的同时，不经意间摄入了食盐和味精中过多的钠离子，损害了自己的身体，留下了慢性病的隐患。另外，使用味精还要避开高温，因为味精在高温下会失去结晶水，成为焦谷氨酸钠。焦谷氨酸钠是没有鲜味的，对人体也没有什么好处。

我国人民在20世纪60年代以前很少吃味精，老百姓也买不起味精。那时候，人们患病只是常见病和传染病，例如肺结核、霍乱、血吸虫病（大肚子病），这些疾病通过医疗条件的提高基本得到控制和根治。而当时没有这么多的慢性病、心血管疾病，可是现在生活好了，患病的人群却在不断扩大。

目前，我国慢性病的发病率日益增高。据相关报道，冠心病、高血压、糖尿病、痛风（尿酸病）、高血糖、高血脂等疾病的患病总人数已超过2.6亿人。总之，现在医院人满为患，对国家和社会造成了很大的压力和负担。据美国哈佛大学的研究发现，慢性病与长期的不良饮食习惯有直接的关系，特别是滥用食品添加剂、调味剂造成的隐患很重。

"营养调美味，饮食新时尚""健康又调味，饮食新趋向"！

调味的目的是调出美味、丰富美味、增加营养的健康美食。调味

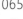

的步骤是去掉异味、增加美味、确定口味。调味的方法有：加热前调味、加热中调味、加热后调味。

为此，编者曾编写出版过多本有关调味的图书，专门讲解调味知识，在此不多赘述。但是要说明一点，就是要把住病从口入的关，回归自然，推广使用原味、本味，提倡原生态饮食调味，就会吃出健康、吃出美丽！

6. 减热量

低碳生活，从饮食上讲就要减热量。据数据显示，北京市民肉类的年均消费为 60 千克，其中 20% 的人群达到 70 千克，而与消费大量肉类并存的不仅是各种病患的增多，还有温室气体的大量排放。

应从减碳举措和产业优化入手，制定有利于"低碳"社会的农牧业产业政策。"每吃素一天，每人就可减排二氧化碳 41 千克，相当于 180 棵树一天吸收的二氧化碳量。"

现代人不是缺乏营养，而是营养过剩。由此造成的糖瘾、酒瘾、烟瘾、味精中毒、蛋白质中毒、食盐中毒并引发的高血糖、高血压、高血脂等慢性病困扰着人们，我们在此提倡减热量。减热量具体做法有五个方面，供读者参考和试用。

（1）**减少饮食的总热量**：每周有两至三天吃素食，例如绿豆芽、花生米、黄豆、青豆、蚕豆水发后做菜，海带、紫菜、冬笋、玉兰片、粉丝、粉皮、拌菜、水果、蔬菜、坚果。吃这些食品，不仅低碳还可以清热解毒，减少体内油脂、血脂、糖类的增高。

（2）**冰箱里的库存减少**：家庭冰箱中可以储存鲜鱼、鲜肉、鸡肉、鸭肉、罐头类、乳品类食物。如果减少冰箱的存储量，每周清理一次冰箱，停电两到三天，冰箱既干净卫生，又减少了排热排碳，食品还干净、新鲜。

（3）**降低饮食的温度**：热菜、热饭在烹调好后，不要马上就吃，又烫又热，吃了有损食道、胃肠，应降到35~40℃时再吃。有的食物不要反复加热，如馒头、花卷、火腿等，冷藏或密封保鲜、凉吃，蔬菜类食物，断生即可食用。汤或粥应密封保存，不要反复加热，反复加热饭菜容易引起酸败或损失营养。

（4）**烹调时减热量**：在烹调中采用微火慢炖食物，特别是动物性原料的牛肉、羊肉、猪肉、鸡肉、鸭肉、鹅肉等急火猛炒耗热量大，有时食物中的水分、细菌没炒透、没被杀灭或存在对人体有害的因素。用微火炖煮，半小时左右就可以杀灭有害健康的微生物，可制出更美味、更有营养的食物。在烹调分类中，蒸、煮、炖属于水烹，是利用水的传热功能致热熟食，在低碳饮食中应更多提倡。

7. 其他

在坚持以上饮食新方法的基础上，我们还要养成多喝水、常喝水、喝好水、喝绿茶的好习惯。不能以酒代水，以饮料代水，以汤代水，特别是饭前、饭后、睡觉前喝水尤其重要。许多人怕晚上起床，在睡觉前不喝水，这是一种很不健康的陋习。睡觉时大脑进入休眠状态，而人体的其他器官均在正常运转，消化系统、循环系统、内分泌系统等离不开水，缺水就有可能使毒素滞留在体内。

另外，要多吃一些凉性、寒性、碱性食物。除了冬季寒冷季节外，"三高"人群，即高血脂、高血压、高血糖者多吃凉性食物和寒性食物，有利于排毒。

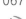

二、常见排毒食物

1. 百合

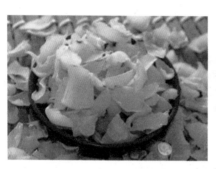 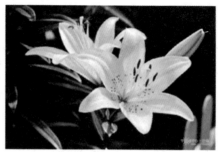

百合

性味：寒，味甘。

功效：养阴润肺，清心安神。用于阴虚燥咳，劳嗽咯血，虚烦惊悸，失眠多梦，精神恍惚。

2. 食用菌

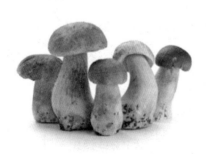 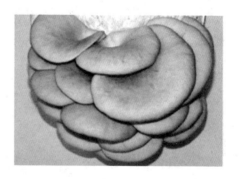

性味：平，味甘。

功效：开胃健脾，补中益气，治风破血。适用于佝偻病、贫血、小便失禁、痘疹、麻疹不透、食欲不振、高血压、扁桃体炎等症，亦可用于肝病防治和做维生素补偿剂。

3. 韭菜

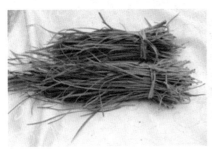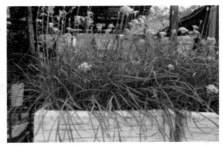

性味：①叶：温，味甘、辛。②根：温，味辛。③种子：温，味辛、咸。

功效：①叶：温中开胃，行气活血散瘀，理气降逆，补肾助阳。②根：温中行气，散瘀。③种子：补肝肾，暖腰膝，壮阳固精。

4. 南瓜

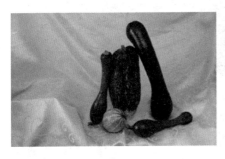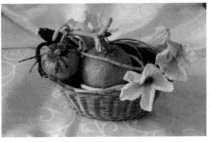

性味：温，味甘。

功效：补中益气，化痰排脓。

5. 萝卜叶

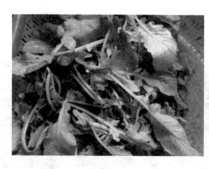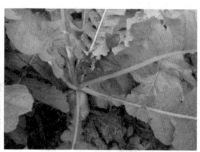

性味：辛、甘，平。

功效：具有消积滞、化痰清热、下气宽中、解毒等功效；主治食积胀满、咳嗽失音、吐血、衄血、消渴、痢疾、偏头痛等。

6. 蜂蜜

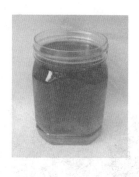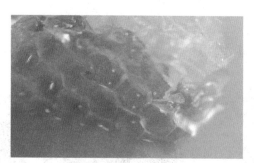

性味：甘，平，归脾经、肺经、大肠经。

功效：润肺、解毒、补中，蜂蜜经常被用来治疗咳嗽、肺燥症状。

7. 萝卜

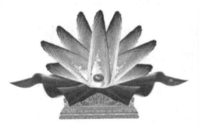

萝卜是肺脏的排毒食品。在中医眼中，大肠和肺的关系最密切，肺排出毒素程度取决于大肠是否通畅，萝卜能帮助大肠排泄宿便，生吃或拌成凉菜都可。

8. 大白菜

大白菜被称为"天下第一菜"，因为它生长周期短、产量高、耐储藏等原因，成为人们生活中不可缺少的蔬菜。

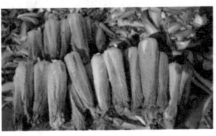

20年代计划经济时期，冬储大白菜是北京城市的一景，是饮食生活的重要内容。从每年的11月，到第二年的4月底，长达五个多月的食用期。入冬之后，大白菜、萝卜、胡萝卜就是主要副食品，我国劳动人民在日常生活中，创造了多种烹制大白菜的绝技。

（1）大白菜是"神降之物"：是指在大自然中生长出来的食物，是天地赐予人类的健康食品。

一般情况，春播作物到芒种这一天开始就不下种播种了，种下的农作物也不容易成熟，而到了秋季，从立秋这一天开始，所有的植物再发芽生长都不会成熟，就连立秋生长出的杂草，所长出的草籽都不会饱满成熟，这是农民都了解的常识。唯独大白菜，它是在立秋后5~8天才播种下种，到11月5—8日收割时，整整九十天，在这九十天里，大白菜从一颗小米粒大小的种子，成长为一棵8~10斤的大白菜。

大白菜的成熟正逢迎春寒冬的到来，为人类度过漫长的寒冬制造了美食。古人称大白菜为菘，有天下第一菜之美誉，从冬储大白菜到青黄不接的早春大白菜，能供给人类五个月的饮食佳品，大白菜的养生价值十分明显，是健康菜、养生菜，神降之物。

在计划经济时期，每年的十一月初是冬储大白菜的季节，家家户户储菜忙，一冬天的萝卜、大白菜是主打副食。那时候的人吃的是神降之物，不得病，很健康。现在的人冬天吃反季蔬菜，塑料大棚里生长的黄瓜、茄子、辣椒以及其他人造蔬菜，健康状况并不乐观，三高成灾，看病成群，医院人满为患，排号看病就成了老大难。

（2）大白菜的养生功效：大白菜含水量很高，而热量很低。冬季空气干燥，寒风对人的皮肤损害很大，白菜中含有丰富的维生素C、E，多吃白菜，可以起到很好的护肤和养颜效果。

①吃白菜能补钙。大白菜含有丰富的钙，一杯熟的大白菜汁能够供给几乎与一杯牛奶一样多的钙。有的人不爱喝牛奶，可以通过食用足量的大白菜来获得很多的钙。

②吃白菜养颜护肤。大白菜含水量很高，而热量很低。冬季空

气干燥，寒风对人的皮肤损害很大，易长冻疮。白菜中含有丰盛的维生素 C、维生素 E，多吃白菜，可以起到很好的护肤、养颜和防冻疮功效。

③吃白菜可防癌。美国纽约激素研究所的科学家发明，中国和日本妇女乳腺癌率之所以比西方妇女低得多，是由于她们常吃白菜的缘故。白菜中有一些化合物"吲哚"，它们能帮助分解同乳腺癌相联系的雌激素。

白菜中还含有微量的钼，可抑制人体内亚硝酸胺的生成，起到一定的防癌作用。

（3）大白菜的品种选择：我国大白菜的分布极广，从淮河流域到秦岭淮河南北均有种植，全国大白菜有 180 多个品种。山东省烟台市福山区还有一家大白菜研究所，专门培育新品种。另外，山东泰安、河南新野、天津杨柳青、陕西渭南、江苏淮安等地都有大白菜或蔬菜研究的专门机构，从事大白菜的各种培育工作。

河北玉田县出产的包心大白菜被列为大白菜中的极品。因此地域水质好，环境优雅无病虫害，硒砷等人体必要的微量元素高，此大白菜早在清朝时就被定为贡品，是宫廷内特供蔬菜。

9. 苋菜

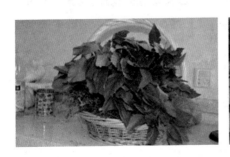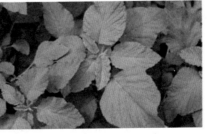

性味：性寒，味甘。

功效与主治：清热解毒，利尿除湿，通利大便。

（1）清热解毒：苋菜清利湿热，清肝解毒，凉血散瘀，对于湿热所致的赤白痢疾及肝火上炎所致的目赤目痛、咽喉红肿不利等，均有一定的辅助治疗作用。

（2）增强体质：苋菜中富含蛋白质、脂肪、糖类及多种维生素和矿物质，其所含的蛋白质比牛奶更能充分被人体吸收，所含胡萝卜素比茄果类高2倍以上，可为人体提供丰富的营养物质，有利于强身健体，提高机体的免疫功能。

（3）促进儿童的生长发育：苋菜中铁的含量是菠菜的1倍，钙的含量则是3倍，为鲜蔬菜中的佼佼者。更重要的是，苋菜中不含草酸，所含钙、铁进入人体后很容易被吸收利用。因此，苋菜能促进小儿的生长发育，对骨折的愈合具有一定作用。

10. 荠菜

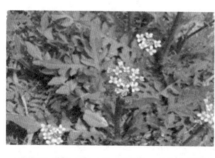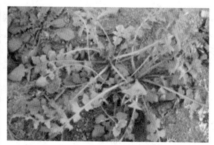

性味：辛、甘，凉、平。

功效与主治：清热解毒、利尿止血、软坚散结、益胃等功效。用于治理痢疾、水肿、便血、月经过多、目赤肿通等症。

其他：荠菜含有丰富的蛋白质、糖类、胡萝卜素、维生素C以及人体所需要的各种氨基酸和矿物质，对防止软骨病、麻疹、皮肤角化、呼吸系统感染、前列腺炎、泌尿系统感染均有较好的功效。含有胆碱、乙酰胆碱、芸香糖苷、芦丁、木犀草素，能治疗多种疾病。民间常用荠菜羹治疗高血压、肠胃炎、肾炎、痢疾等症。

11. 白薯

白薯又称红薯、山芋、地瓜等。它是块根植物，它的块根——白薯（地瓜），是公认的健康食品。日本人经过研究后得出结论：健康食品第一是熟白薯，第二是生白薯。但是他们忽略了地瓜秧子更是"技高一筹"的好食物，健康排毒的食物。

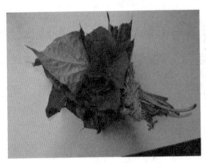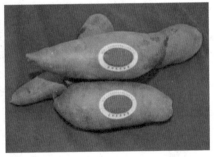

性味：甘、平，无毒。

归经：入脾、肺、肾经。

功效：通便，补血益气，提高免疫力，抑癌抗瘤，抗衰，抗辐射。

白薯有红白两种，味美且甘甜，营养丰富，含大量糖、蛋白质、脂肪、维生素和矿物质。本品可作食粮，所含营养能增加身体抵抗力，增强血管壁弹力和骨骼、牙齿健康，又含大量糖类、钙和胡萝卜素，后两者则为一般米、面所不及，是一种产量高、营养好的杂粮，本品的养生价值正在被人们认识，对湿热蕴脾、肝火犯肺、风热犯肺、燥邪犯肺、痰湿阻肺等病疾都有益处。白薯秧子的作用效果更佳。

◆ 食疗价值

（1）**补血益气**：白薯及白薯秧子的营养十分丰富，含有大量的糖、蛋白质、脂肪和各种维生素及矿物质，被人体吸收后，可以防治营养不良症，且能补中益气，对中焦脾胃亏虚、小儿疳积等病症有益。

（2）**润肠通便**：白薯在经过蒸煮后，部分淀粉发生变化，与生食相比可增加40%左右的食物纤维，能有效刺激肠道的蠕动，促进排便。人们在切白薯时，看见的皮下渗出的白色液体，其中含有紫茉莉苷，可用于治疗习惯性便秘。白薯秧子的效果更好。

（3）**提高免疫功能**：白薯含有大量的黏液蛋白，能够防止肝脏和肾脏结缔组织萎缩，提高机体免疫力，预防胶原病发生。白薯中所含有的矿物质对于维持和调节人体功能，起着十分重要的作用。所含的钙和镁，可以预防骨质疏松症。

（4）**防癌抗癌**：白薯中含有一种抗癌物质，能够防治结肠癌和乳腺癌。此外，白薯还具有消除活性氧的作用，活性氧是诱发癌症的原因之一，故白薯抑制癌细胞增殖的作用十分明显。

（5）**抗衰老、防止动脉硬化**：白薯所含的活性氧具有抗衰老和预防动脉硬化的作用；白薯所含黏液蛋白能保持血管壁的弹性，防止动脉粥样硬化的发生；白薯叶中的绿原酸，可抑制黑色素的产生，防止雀斑和老人斑的出现。白薯还能抑制肌肤老化，保持肌肤弹性，减缓机体的衰老进程。

◆ 生榨地瓜汁

地瓜汁能补脾益气，宽肠通便，生津止渴。富含糖类、维生素C、胡萝卜素（红皮黄心薯所含较多）等成分。用于脾虚气弱，大便秘结；肺胃有热，口渴咽干。

制作方法：将地瓜洗净、去皮，切成长方形条状；放进榨汁机榨汁，生喝。

12. 海青菜

海青菜又称海菠菜，是大海中的野生植物，它质地坚硬，富含人体所需的微量元素、矿物质和钙、磷、钾。

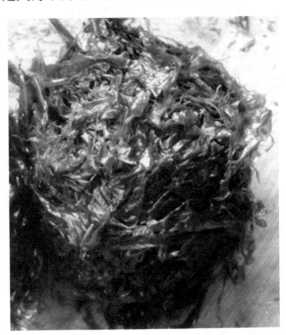

利水消肿，软坚化痰，清热解毒。主治水肿，颈淋巴结肿大，瘿瘤，高血压，喉炎，疮疖，急、慢性肠胃炎、疟疾等。

海青菜的提取物对番木瓜蛋白酶处理过的人红细胞有凝血作用，该凝血作用能被L-岩藻糖及乙二胺四乙酸(EDTA)所抑制，但对热不敏感，60℃时仍能保持活性，但低pH则会使其失活。它对不同血型凝集强度不同，O型最强，其次是 B 型、A 型及 AB 型。

从海青菜中提取出一种腺苷，具负性肌力作用，其减弱心肌收缩的作用不受 β 受体阻滞药普萘洛尔和 α 受体阻滞药酚妥拉明的影响，故认为它对心肌的抑制不是通过肾上腺素能受体产生的。

13. 石花菜

石花菜是生长在海底礁石上的野生植物，它的生命力较强，不论天寒地冻，还是风大急流，都能攀附在海底崖石上生长。

石花菜是大自然的产物，是神降之物，营养丰富，排毒效果好。

石花菜能在肠道中吸收水分，使肠内容物膨胀，增加大便量，刺激肠壁，引起便意，经常便秘的人可以适当食用一些石花菜。

此外，石花菜中还含有丰富的矿物质和多种维生素，尤其是它所含的褐藻酸盐类物质，具有降压作用，所含的淀粉类硫酸脂为多糖类物质，具有降脂功能，对高血压、高血脂有一定的防治作用。中医认为，石花菜能清肺化痰、清热燥湿，滋阴降火、凉血止血，并有解暑功效。

石花菜可食用，做汤、炖菜 120 分钟，即可。

14. 木耳

木耳是著名的食用菌，很受欢迎，它的排毒效果显著，不仅可以排出消化道的毒素，而且能排出肺部的毒素和粉尘等。木耳的养生功效如下。

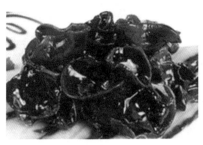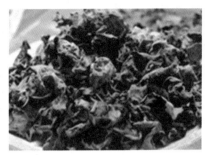

（1）**养颜补血之佳品**：黑木耳含有丰富的蛋白质，其蛋白质含量堪比动物食品，因此有"素中之荤"的美誉。此外，维生素 E 含量非常高，是美白肌肤的佳品。其铁含量同样很高，一般都认为菠菜、瘦肉、动物肝脏中铁含量丰富，其实在所有食物中黑木耳的铁含量最高，是菠菜的 20 多倍，猪肝的 7 倍。因此，是养颜补血、预防缺铁性贫血优质的食物来源。

（2）**减肥清道防结石**：黑木耳中含有丰富的纤维素和一种特殊的植物胶原，这两种物质能够促进胃肠蠕动，防止便秘，有利于体内大便中有毒物质的及时清除和排出，并且对胆结石、肾结石等内源性异物有一定的化解功能。对于初发胆囊炎和初发结石者，保持每天吃 1～2 次黑木耳，疼痛、恶呕等症状可在 2~5 天内缓解。

（3）**预防心脑血管疾病**：黑木耳含有维生素 K 和丰富的钙、镁等矿物质，能减少血液凝块，预防血栓等症的发生，有防治动脉粥样硬化和冠心病的作用。黑木耳有活血抗凝的作用，有出血性疾病的人不宜食用。孕妇不宜多吃。

（4）**头发白多吃黑木耳**：人们都知道，头发变白与精神紧张、过度忧虑有关。专家介绍，防治头发变白，除调节情绪外，在饮食上还要注意增加微量元素和有乌发作用的营养物质的摄入，以促进头发的正常生长。微量元素铁和铜是促进头发黑色素合成的重要元素，头发变白的人应多吃富含这两种元素的食品，如牡蛎、鲜贝等贝类食物，杏仁、葵花子、核桃、花生、松仁等坚果类食物，动物的肝脏、肾脏组织等。还有一些食物也有乌发作用，如黑木耳、黑芝麻、黑米、紫菜等。

综上所述，黑木耳是一种味道鲜美、营养丰富的食用菌，含有丰富的蛋白质、铁、钙、维生素、粗纤维等，被称之为"素中之荤"，并且食用方便，水发后焯水、凉拌和炒菜、炖菜等均可。

15. 胡萝卜

胡萝卜被称为第二人参，含有丰富的维生素和矿物质。特别是维生素 C 的含量最高，用来排毒养生功效奇特。胡萝卜的养生功效如下。

（1）食疗价值：胡萝卜中含有丰富的胡萝卜素，在肠道中经酶的作用后可变成人体所需的维生素 A。人体缺乏维生素 A，易患干眼并夜盲症，易引起皮肤干燥以及眼部、呼吸道、泌尿道、肠道黏膜的抗感染能力降低。儿童缺乏维生素 A，牙齿和骨骼发育还会受到影响。

现代药理研究证明，胡萝卜中含有一种能够降低血糖的成分，即将胡萝卜经石油醚提取后，可得到一种不定型的黄色物质，对动物和人都有

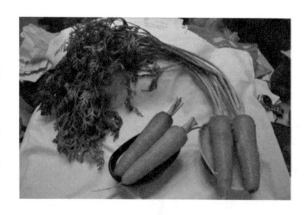

明显的降低血糖的作用。此外，人若每天服三次胡萝卜汁，可降低血压，并有抗肺癌作用。英国癌症研究会主席理多尔认为，吸烟者常吃些胡萝卜，癌症发病率比不吃胡萝卜者会明显下降。

胡萝卜含有的多种营养物质，都对眼睛健康有保护作用，尤其是丰富的胡萝卜素，被吸收利用后转变成维生素 A，维生素 A 和蛋白质可结合成视紫红质，此物是眼睛视网膜杆状细胞感弱光的重要物质。同时，维生素 A 还可使上皮细胞分泌黏液，防止干眼症的发生。

（2）美容价值：将新鲜胡萝卜研碎挤汁，取 10～30 毫升，每日早晚洗完脸后，以鲜汁拍脸，待干后用涂有植物油的手轻拍面部。此外，每日喝 1 杯胡萝卜汁也有祛斑作用，因为胡萝卜含有丰富的维生素 A 原。维生素 A 原在体内可转化为维生素 A。维生素 A 具有滑润、强健皮肤的作用，并可防治皮肤粗糙及雀斑。

三、常见排毒中草药

1. 地肤

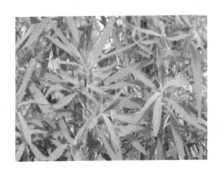
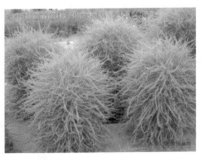

别名：地葵、地麦、益明等。

性味：甘、苦，寒。

归经：入肾经、膀胱经。

功效与主治：利小便，清湿热。主治小便不利、淋病、带下、疝气、风疹、疮毒、疥癣、阴部湿痒。

用法用量：内服：煎汤，2～5钱；或入丸、散。外用：煎水洗。

2. 紫花地丁

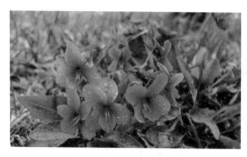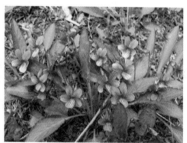

别名：野堇菜、光瓣堇菜等。

性味：苦、辛，寒。

归经：入心、肝经。

功效与主治：清热解毒，凉血消肿。用于疔疮肿毒，痈疽发背，丹毒，毒蛇咬伤。用治痈疽发背，可用鲜品捣汁服，渣敷患处。也可配金银花、大黄、赤芍、当归、黄芪、甘草同用；用治疔疮肿毒，与金银花、蒲公英、野菊花等同用。用治毒蛇咬伤，可用鲜品洗净捣汁服，每次一酒杯，连服数次，其渣加雄黄少许，捣敷患处。

用法用量：15～30克。外用适量。

3. 银杏叶

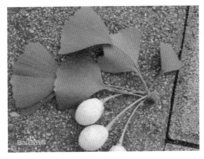 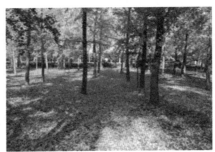

性味：甘、苦、涩，平。

归经：入心、肺经。

功效与主治：活血化瘀，通络止痛，敛肺平喘，化浊降脂。用于瘀血阻络，胸痹心痛，中风偏瘫，肺虚咳喘，高脂血症。

用法用量：9～12克。

4. 马齿苋

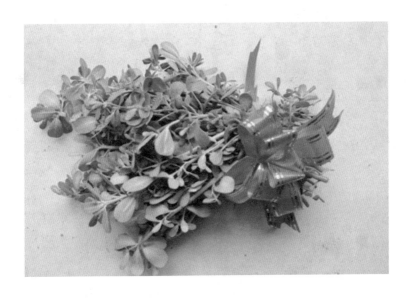

性味：性寒，味甘、酸。

功效与主治：清热解毒，利水去湿，散血消肿，除尘杀菌，消炎止痛，止血凉血。主治痢疾、肠炎、肾炎、产后子宫出血、便血、乳腺炎等病症。

（1）**利水消肿**：马齿苋含有大量的钾盐，有良好的利水消肿作用；钾离子还可直接作用于血管壁上，使血管壁扩张，阻止动脉管壁增厚，从而起到降低血压的作用。

（2）**消除尘毒**：马齿苋能消除尘毒，防止吞噬细胞变性和坏死，还可以防止淋巴管发炎和阻止纤维性变化，杜绝硅结节形成，对白癜风也有一定的疗效。

（3）**防治溃疡**：马齿苋还含有较多的胡萝卜素，能促进溃疡病的愈合。

5. 金银藤

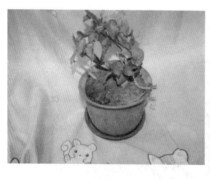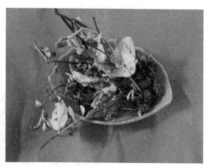

性味：性寒，味甘。

功效与主治：清热解毒，凉散风热。用于痈肿疔疮，喉痹，丹毒，热毒血痢，风热感冒，温病发热。

6.蒲公英

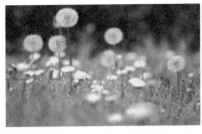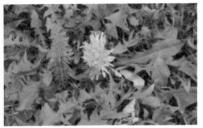

性味：性平，味甘、微苦。

功效与主治：清热解毒，消肿散结，催乳。

（1）有显著的催乳作用，治疗乳腺炎十分有效。无论煎汁口服，还是捣泥外敷，皆有效验。

（2）对于利尿有非常好的效果，它具有丰富的维生素 A 和 C 及矿物质，对消化不良、便秘都有改善的作用。

（3）叶子有改善湿疹、舒缓皮肤炎、关节不适的净血功效；根则具有消炎作用，可以治疗胆结石、风湿，不过在没有专业医师指导下还是不要擅自使用为佳；花朵煎成药汁可以去除雀斑，可说是非常有用的一种香药草。

其他：蒲公英植物体中含有蒲公英醇、蒲公英素、胆碱、有机酸、菊糖等多种健康营养成分，有利尿、缓泻、退黄疸、利胆等功效。蒲公英同时含有蛋白质、脂肪、碳水化合物、微量元素及维生素等，有丰富的营养价值，可生吃、炒食、做汤，是药食兼用的植物。

7.苦菜

性味：苦、寒。

功能与主治：清热，凉血，解毒，明目，和胃，止咳。治痢疾，黄疸，血淋，痔瘘，疔肿，蛇咬伤，咳嗽，支气管炎，疳积。

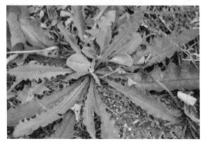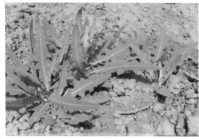

其他：每百克苦菜中含蛋白质 1.8 克，糖类 4.0 克，食物纤维 5.8 克，钙 120 毫克，磷 52 毫克，锌、铜、铁、锰等微量元素，以及维生素 B_1、B_2、C，胡萝卜素、烟酸等。

8. 车前草

性味：微寒，味甘、淡。

功效与主治：清热利尿通淋，祛痰，凉血，解毒。用于热淋涩痛，水肿少尿，暑湿泄泻，痰热咳嗽，吐血衄血，痈肿疮毒。

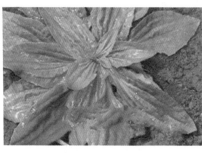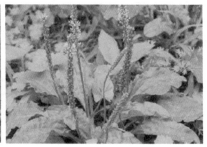

用法与用量：9～30 克。

其他：据分析，每百克车前叶含蛋白质 4.0 克，脂肪 1.0 克，糖

11.0克，胡萝卜素5.85毫克，硫胺素0.09毫克，维生素B₂0.25毫克，维生素C23毫克，钙309毫克，磷175毫克，铁25.3毫克。车前叶不仅有显著的利尿作用，而且具有明显的祛痰、抗菌、降压效果。它能作用于呼吸中枢，有很强的止咳力。能增进气管、支气管黏液的分泌，有祛痰作用。

9. 牵牛花

大牵牛花别名夕颜、五叶藤等。牵牛花的花期为6~10月份，大都朝开午谢。牵牛花有泄水通便、消痰涤饮、杀虫攻积等功效，还可用于水肿胀满、二便不通、痰饮积聚、气逆喘咳、虫积腹痛、蛔虫、绦虫病等。

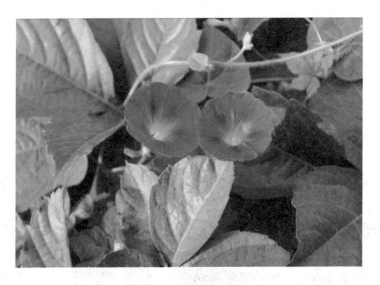

作为一种传统中药，明代吴宽写诗赞牵牛花道："本草载药品，草部见牵牛。薰风篱落间，蔓出甚绸缪"。这表现了牵牛花的功效与作用的魅力。

主治：泄水、下气、杀虫。治水肿、喘满。痰饮、脚气、虫积食滞、大便秘结。

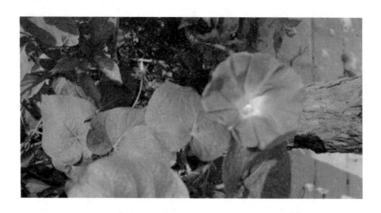

泄水消肿：本品苦辛寒入肾经，走水道，既能泄水，又能利尿，使水湿从二便排出。其逐水之力虽较甘遂、大戟、芫花稍缓，但仍为峻下之品，以水饮停蓄正气未衰者为宜。

泻下通便：本品少用能通大便，去积滞。李杲有牵牛子"少则动大便、多则下水"之说。《本草正义》谓："牵牛善泄湿热，通利水遭，赤走大便"。故常用于肠胃湿热积滞，大便秘结。此外，大便干结、小便短赤，面红身热或兼有腹胀，口干而渴，舌红苔黄腻，或燥，脉滑数。可用牵牛子清热通便。

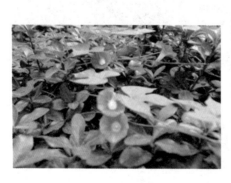

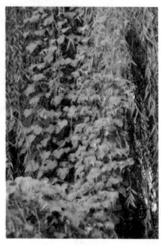

牵牛花被中医列为泻药，是治疗便秘、肠梗阻的首选之药。它的花期长，从六月到十月，五个多月的花期。根据观察分析，它的排毒功能很好，用3朵花冲泡水喝，第2日便可见效。若效果不明显，可加大剂量，20朵最佳。

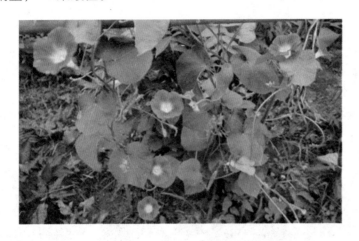

　　早晨起床后，采集20朵牵牛花用水冲泡，可以很好地排毒。就像冲茶水一样，冲泡即可。

　　牵牛花在全国各地均有生长，而且生命力很强，蔓可爬出15米以上。

　　紫色花蓝色水，入肝经、胆经。红色花粉红色水，入心经、肾经。白色花白清水，入肺经。

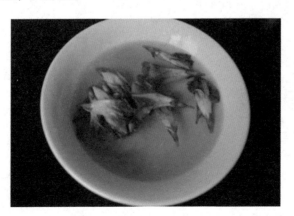

用量上，成年男人一天 20 朵；65 岁以上的老人一天 15 朵；成年女人一天 12 朵；65 岁以上的女士一天 8 朵。

牵牛花可以盆栽，一户人家栽种两盆，就可以满足一家三口人的排毒使用。它凌晨 2 点就开始开花，可到上午 10 点钟闭合。

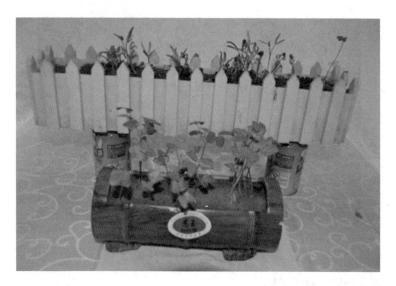

冬季、深秋以后，可以用牵牛子黑丑排毒，一次五粒，冲泡水喝即可。

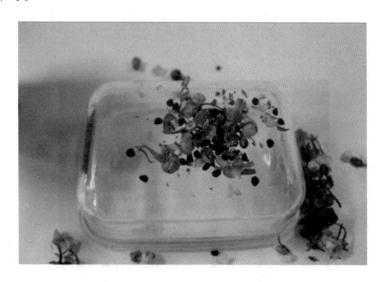

10. 菊花

菊花是我国传统的常用中药材之一，《本草纲目》中对菊花茶的

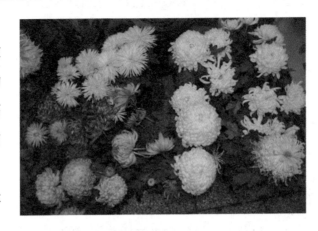

药效有详细的记载：
性甘、微寒，具有散
风热、平肝明目之功
效。菊花除了有很高
的药用价值外，还有
诸多养生保健作用，
其功效与作用主要体
现在以下几个方面。

（1）**明目护眼**：菊花对治疗眼睛疲劳、视力模糊有很好的疗效，国人自古就知道菊花有保护眼睛的作用。菊花里含有丰富的维生素 A，是维护眼睛健康的重要物质，因此，也是中医治疗各种眼疾的良药。经常觉得眼睛干涩的人，尤其是常使用电脑的人，不妨多喝些菊花茶。

（2）**清热解毒**：菊花具有良好的解毒清热消肿的功效，一般多用于降火。如果因干燥火旺，引起了痤疮、喉咙发炎、外感风热、头痛、口腔溃疡等症时，菊花药效最好。

（3）**杀菌消炎**：现代研究表明，菊花水煎剂及水浸剂对多种细菌、病毒有抑制作用，对感冒有很好的预防效果。

（4）**防癌抗癌**：菊花含有一种名为黄酮的抗氧化剂，有助于消除癌细胞。

（5）**防辐射**：常喝菊花茶有防辐射作用，因为它有去毒的作用，有抵御、排出体内积存的有害性化学物质和放射性物质的作用。因此，菊花茶是每天接触电子污染的办公一族的必备之选。

（6）防铅中毒：菊花中硒元素与金属元素有很强的亲和力，在体内可与铅结合成硒蛋白复合物使之排出体外，降低血铅。此外，铁、锌等金属元素对铅的吸收也有一定的拮抗作用。所以，常喝菊花茶可防铅中毒。

（7）消除疲劳：大家都有这样的体验，当我们很困的时候，喝杯茶马上就能精神百倍。其实，能产生这种效果主要是因为茶中含有咖啡因，这种物质能使中枢神经系统兴奋，从而达到振奋精神的作用。

11. 金银花

金银花自古被中医誉为清热解毒的良药，金银花的茎、叶和花都可入药，具有解毒、消炎、杀毒、杀菌、利尿和止痒的作用。金银花的具体功效与作用如下。

（1）抗病原微生物作用：对多种致病菌如金黄色葡萄球菌、溶血性链球菌、大肠埃希菌、痢疾杆菌、霍乱弧菌、伤寒杆菌、副伤寒杆菌等均有一定的抑制作用。

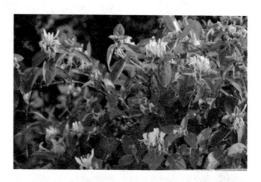

（2）抗炎解毒作用：对痈肿疔疮、肠痈肺痈有较强的散痈消肿、清热解毒、消炎作用。

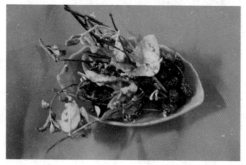

（3）疏热散邪作用：对外感风热或温病初起、身热

头痛、心烦少寐、神昏舌绛、咽干口燥等有一定作用。

（4）凉血止痢作用：对热毒痢疾、下痢脓血、湿温阻喉、咽喉肿痛等有解毒止痢、凉血利咽之效。

（5）其他：金银花茶味甘，性寒，具有清热解毒、疏散风热的作用。金银花有清热解毒、疏利咽喉、消暑除烦的作用。可治疗暑热症、泻痢、流感、疮疖肿毒、急慢性扁桃体炎、牙周炎等病。夏季容易中暑、感冒等，可冲泡金银花茶。

12. 玫瑰花

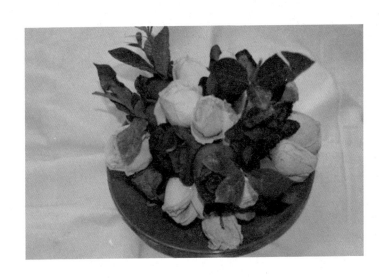

（1）玫瑰花的性质：味辛、甘，性微温。含挥发油（玫瑰油），主要为香茅醇、橙花醇、丁香油酚、苯乙醇、壬醇、苯甲醇、芳樟醇、乙酸苯乙酯，以及槲皮苷、苦味质、鞣质、没食子酸、胡萝卜素、红色素等成分。

（2）玫瑰花的功效：玫瑰花味甘苦、性温，是著名的舒缓情绪的中药，还有活血调经、美容除斑、降脂减肥等功效。玫瑰花及全株都有收敛性，可用于妇女月经过多，赤白带下以及肠炎、下痢等。主治肝胃气痛，新久风痹，吐血咯血，月经不调，赤白带下，痢疾，乳痈，肿毒等病。由于玫瑰具有耐寒、耐温的属性，且花蕾香嫩、润泽，早在隋唐时期，就备受宫廷贵人的青睐。杨贵妃一直能保持肌肤柔嫩光泽的最大秘诀，据说就在她沐浴的华清池内，长年浸泡着鲜嫩的玫瑰花蕾。玫瑰花瓣既可沐浴也可护肤养颜，是一种天然美容护肤佳品。玫瑰油有促进胆汁分泌的作用。

（3）美容效果：玫瑰美容茶，是新一代美容茶，它对雀斑有明显的消除作用，同时还有养颜、消炎、润喉的特点。饮用方法：取4～5朵玫瑰花放入杯中，花浮于水面，其汤色清淡，香气高雅，是美容、保健的理想饮品，常饮可去除皮肤上的黑斑，令皮肤嫩白自然。玫瑰花茶性质温和，男女皆宜，可缓和情绪、平衡内分泌、补血气、美颜护肤，对肝及胃亦有调理作用，并可消除疲劳、改善体质。玫瑰花茶还有助消化、消脂肪之功效，肝郁气滞型的肥胖者尤为适合，另有丰胸调经之效，还可润肠通便，是美容养颜瘦身的佳品。

由于玫瑰花茶有一股浓烈的花香，治疗口臭效果也很好，长期饮用还可改善睡眠。但因玫瑰花有收敛作用，如有便秘者不宜过多饮用；孕妇也应避免服用玫瑰花茶。

（4）药用价值：玫瑰花入药，有理气活血、疏肝解郁之效，主治肝胃气痛、食少呕恶、月经不调、跌打损伤等症。

民间常用玫瑰花加糖冲开水服，既香甜可口，又能行气活血。用玫瑰花泡酒服，还可舒筋活血，治疗关节疼痛。另外，自古就有用蒸馏的方法将玫瑰制成玫瑰纯露的记载，其气味芬芳，疗效显著。《本草纲目拾遗》载："玫瑰纯露气香而味淡，能和血平肝，养胃宽胸散郁"。

（5）染料用途：玫瑰的主要成分为单宁质、槲皮素、胡萝卜素、异槲皮素等，具有染色的功能。以玫瑰枝叶染色，在蚕丝和棉布的呈色相当一致，无媒染及铝、锡、石灰媒染呈现出的土黄色。

13. 紫苏叶

（1）**缓解海鲜过敏症状**：中了鱼虾蟹的毒后，以单味紫苏煎服，或配合生姜同用，可解鱼虾蟹毒引起的吐泻腹痛。若食用不新鲜的海鲜食物产生过敏症状，可以生吃几片紫苏叶，能够快速减轻瘙痒症状。因此，烹饪水产时放一点儿紫苏，不仅可取其酷烈辛香去腥提鲜的效用，还有助健康。

（2）**御寒治感冒**：春季的气候乍暖还寒，最容易感冒。紫苏有散寒、缓解感冒症状的功效，受寒感冒的时候，用紫苏叶泡水或与生姜煮水热饮，可以驱寒，对咳嗽也有改善效果。

（3）**清热解暑**：到了夏天，我们还可以利用紫苏清热毒的功效来解暑。将紫苏叶洗净、沥干水，放入杯内用开水冲泡，放入白糖，即为清凉紫苏饮，还可以加入鲜荷叶等一起冲泡饮用。

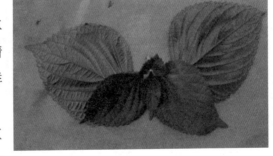

（4）**除蚊叮虫咬的红肿**：泡澡的时候，在热水中加一点紫苏叶，还能消除蚊虫咬伤的红肿。

14. 薄荷

（1）**局部作用**：薄荷水局部应用有清凉、止痒、消炎、止痛的功效。

薄荷醇能刺激皮肤神经末梢感受器，先产生凉的感觉，继而有轻微的灼热感。缓慢地透入皮内，引起长时间的充血，而达到治疗作用。

（2）解热：小量薄荷能兴奋中枢神经，使周围毛细血管扩张而散热，并促进汗腺分泌而发汗。因此有降低体温的作用。

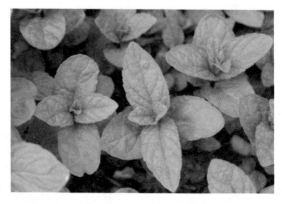

（3）抗炎：薄荷所含的8种儿茶萘酚酸是有效的抗炎剂，能抑制α-羟基类固醇脱氢酶而有弱抗炎作用。

（4）薄荷能增加呼吸道黏液的分泌：祛除了附着于黏膜上的黏液，能减少泡沫痰，使呼吸道的有效通气量增大。

（5）薄荷油有健胃作用：对实验性胃溃疡有治疗作用，还有较强的利胆作用及保肝作用。

（6）薄荷油有抗精子着床、抗早孕的作用：其终止妊娠的原因，是由于能明显降低绒毛膜促性腺激素的水平，也可能与促进子宫收缩和损伤胎盘有关。

15. 桑树叶

（1）抗凝血作用：桑叶提取物能明显延长小鼠体内全血凝固时间和显著延长家兔血浆的活化部分凝血活酶时间（APTT），凝血酶原时间（PT）和凝血酶时间（TT），说明桑叶对凝血酶—纤维蛋白原反应有直接抑制作用。

（2）降血压作用：桑叶中的芦丁、槲皮素、槲皮苷能增加离体及在位蛙心的收缩力与输出量，并减少心率。芦丁使蟾蜍下肢及兔耳血管收缩，槲皮素可扩张冠状血管，改善心肌循环。

（3）降血脂、降胆固醇、抗血栓形成和抗动脉粥样硬化作用：活性成分包括1-脱氧野尻霉素、植物甾醇、黄酮类等。

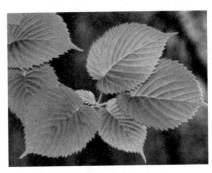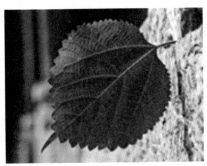

（4）降血糖作用：自古以来，中医就将桑叶作为治疗消渴症（即现代医学的糖尿病）的中药应用于临床，日本古书《吃茶养生记》也记载桑叶有改善"饮水病"（即现代医学的糖尿病）的作用。国内外研究资料证实，生物碱和多糖是桑叶中主要的降血糖成分。

（5）抑菌、抗炎作用：桑叶汁对大多数革兰阳性菌、革兰阴性菌及部分酵母菌有良好的抑制生长作用。而且所需的抑菌浓度低、pH 范围宽（4～9）、热稳定性强。桑叶中的芦丁能显著抑制大鼠创伤性浮肿，并能阻止结膜炎、耳郭炎、肺水肿的发展。桑叶具有较强的抗炎作用，与祛风、清热功效相符。

（6）抗病毒、抗肿瘤作用：桑叶能预防癌细胞生成，提高人体免疫力，主要功能成分是1-脱氧野尻霉素、类黄酮、桑素、γ-氨基丁酸及维生素，能抑制染色体突变和基因突变。1-脱氧野尻霉素有显著的抗逆转录酶病毒活性，且随1-脱氧野尻霉素剂量的增加，

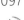

抑制力增强。1－脱氧野尻霉素对肿瘤转移的抑制率是80.5%，其机制可能是1－脱氧野尻霉素通过抑制糖苷酶的活性在肿瘤细胞表面产生未成熟的糖链，削弱了肿瘤的转移能力。

四、常见排毒水果

水果含大量白藜芦醇、槲皮素、β－胡萝卜素、花青素和总黄酮等，以及蛋白质、脂肪、糅酸、苹果酸及维生素A、维生素B_1、维生素B_2、维生素C、铁、钠、钙、镁、磷、钾等多种维生素和微量元素。

水果中除了含有果糖、水分、维生素、矿物质、微量元素之外，还含有以下营养成分。

（1）**白藜芦醇**：白藜芦醇是一种生物性很强的天然多酚类物质，是肿瘤的化学预防剂，是降低血小板聚集，预防和治疗动脉粥样硬化、心脑血管疾病的化学预防剂。

（2）**花青素**：简称OPC，是一种有着特殊分子结构的生物类黄酮，是目前国际上公认的清除人体内自由基最有效的天然抗氧化剂，也是目前为止所发现的最强效的自由基消除剂，有非常强的体内活性作用。实验证明，OPC的抗自由基氧化能力是维生素E的50倍，维生素C的20倍。

（3）**β－胡萝卜素**：β－胡萝卜素是一种抗氧化剂，具有解毒作用，是维护人体健康不可缺少的营养素，在抗癌、预防心血管疾病、白内障及抗氧化上有显著功效，并可防止由老化及衰老所引起的多种退化性疾病。

（4）**总黄酮**：生物总黄酮是指黄酮类化合物，是一大类天然产物，广泛存在于植物界，是许多中草药的有效成分。能起到对造血系统和免疫系统的保护作用；清除自由基、抗氧化，保护DNA。

（5）**槲皮素**：可溶于冰醋酸，碱性水溶液呈黄色，几乎不溶于水，乙醇溶液味很苦。可作为药品，具有较好的祛痰、止咳作用，并有一定的平喘作用。此外，还能降低血压、增强毛细血管抵抗力、减少毛细血管脆性、降血脂、扩张冠状动脉、增加冠状动脉血流量等。

（6）**单宁**：单宁就是我们常讲的水果中的涩味，涩味的主要成分是单宁，它可以起到软化血管、保护心脏的作用。

1. 桑葚

桑葚价值最高，也最为温和，适合各种体质的人服用。因桑树特殊的生长环境使桑果具有天然生长、无任何污染的特点，所以桑葚又被称为"民间圣果"。

现代研究证实，桑葚里营养是苹果的5～6倍，是葡萄的4倍，具有多种功效，被医学界誉为"二十一世纪的最佳保健果品"。

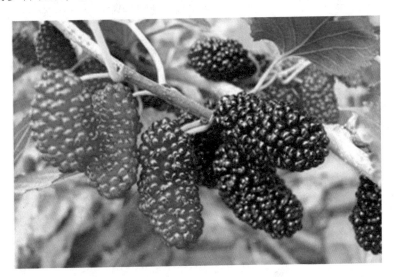

桑葚酵素在消化、吸收人体必需的营养素和排出体内沉积毒素的过程中起决定作用，能进行正常的新陈代谢，促进碳水化合物、脂类、蛋白质、维生素、矿物质被更好地吸收和利用。

（1）**防癌抗癌**：桑葚中大量的白藜芦醇、花青素、β－胡萝卜素、槲皮素、总黄酮等成分，是抗癌的重要物质。

（2）**补肝益肾**：总黄酮护肝解酒，补充酵素，使酒精分解加速。脂肪酸，分解脂肪，滋补肾脏。

（3）**排毒瘦身**：花青素可清理胃肠道，减少有毒物质对皮肤的损害。增强排毒，改善新陈代谢。

（4）**润肠通便**：鞣酸、脂肪酸、苹果酸等营养物质促进脂肪、蛋白质及淀粉的消化，健脾胃。

（5）**酸碱平衡**：桑葚中的多种微量元素改善酸性体质为弱碱性。pH 在 7.35 以下为酸性体质，会感到疲乏，可恢复到弱碱性。

（6）**乌发明目**：活性蛋白、维生素等矿物质使头发黑亮，可明目。

（7）**抗氧化**：桑葚中的抗氧化物 SOD，延缓衰老，延年益寿。

（8）**净化血液**：桑葚中的氨基酸分解血液中过多的胆固醇，促进血液循环。

（9）**细胞复活**：β－胡萝卜素促进细胞新生，帮助修复细胞。

（10）**排毒养颜**：桑葚对人体的排毒养颜功效十分明显，排出体内垃圾后，能迅速补充血液，增长红细胞使面色娇艳。

（11）**补血功效**：许多人面色青黄，气血不足，其原因一是因毒素促使，二是因血亏、贫血造成，女性每月经期会损失大量血液，桑葚的补血功效十分明显。

2. 树莓

树莓，中医药称为覆盆子，是中药养生佳品，具有涩精益肾、助阳明目、醒酒止渴、化痰解毒之功效。主治肾虚、遗精、醉酒、丹毒等症。叶性微苦，具有清热利咽、解毒、消肿、敛疮等作用。主治咽喉肿痛、多发性脓肿、乳腺炎等症。对细胞突变具有预防作用、抗乙型肝炎病毒的作用和抗 AIDS 的作用。对体液免疫有增强作用。对 T 细胞介导的免疫功能有促进作用。

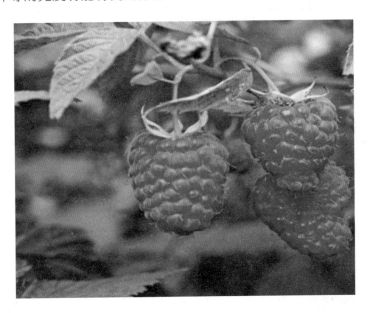

3. 梨

梨是一种很好的养生水果，水分充足，营养丰富，不同的梨有着不同的养生保健功效，梨对健康保健的作用不同，其中鸭梨最解腻，雪花梨最养生。

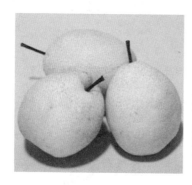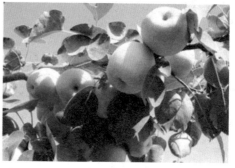

肉质细脆多汁，香甜，耐贮藏。鸭梨果实呈倒卵形，顶部有鸭头状凸起。一般鸭梨果皮呈黄绿色，贮藏后呈淡黄色。套袋栽培的果实为黄白色，也称为水晶鸭梨或水晶梨。鸭梨糖度较低，清甜爽口，吃完油腻的东西，吃点水果可解腻。

雪花梨果肉洁白，似雪如霜。常见的梨中，它的个头最大，每个能达到350～400克。雪花梨表面粗糙，果皮上有蜡质，肉质细脆，汁多味甜，以河北赵县出产的最为出名。雪花梨贮藏期长，秋季采收，一直可以贮藏到春季。在秋、春两季天气干燥时，买一些雪花梨回家，直接食用或煮碗冰糖梨水，可以清心润肺，止咳润燥，可谓养生佳品。

4. 桃子

桃子是日常生活中非常常见的一种水果，富含多种维生素、矿物质及果酸等，纤维成分果胶颇多，有缓解便秘的功效。其含铁量居水果之冠，为苹果和梨的4～6倍，是缺铁性贫血病人的理想辅助食物。每100克桃子的可食部分中，能量为117.2～7.7千焦，约含蛋白质0.8克，脂肪0.1克，各种糖类10.7克，钙8毫克，磷20毫克，铁10毫克。

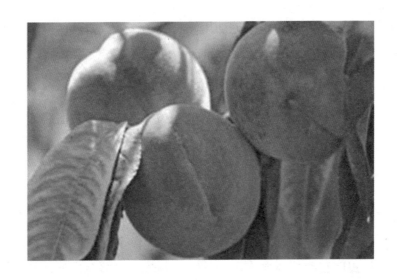

　　桃子味甘、酸，性温，有生津润肠、活血消积、丰肌美肤的作用。可用于强身健体、益肤悦色及治疗体瘦肤干、月经不调、虚寒喘咳等诸症。《随息居饮食谱》中说，桃子能"补血活血，生津涤热，令人肥健，好颜色"。

　　桃子含有较高的糖分，有使人肥美及改善皮肤弹性，使皮肤红润等作用。对于瘦弱者，常吃桃子有强壮身体、丰肌美肤的作用。身体瘦弱、阳虚肾亏者，可用鲜桃数个，同米煮粥食。常服有丰肌悦色的作用。

　　桃仁则有祛瘀血、润燥滑肠、镇咳之功，可治疗瘀血停滞、闭经腹痛、高血压和便秘等（做一味中药使用，不能生食）。桃子味道甜而略酸，有止渴、润肠、补心、解除疲劳的用处，有低血糖的人可以把桃子当作辅助食疗的水果吃。碧桃与茶叶一同浸泡作为饮品，有敛汗、止血之功，可治疗阴虚盗汗和咯血等症。

　　桃子可以消肿、利尿、治脚气，改善大便干结、小便不利。因桃子的主要成分是蔗糖，而维生素与矿物质的含量较少，但是属于纤维成分的果胶颇多，其有整肠的功用。将桃子作为汉方药使用是由于蓓蕾中含有的配糖体，对于利尿或便秘颇具效果。

桃有补益气血、养阴生津的作用，可用于大病之后，气血亏虚、面黄肌瘦、心悸气短者。桃的含铁量较高，是缺铁性贫血病人的理想辅助食物。

桃含钾多，含钠少，适合水肿病人食用。

桃仁有活血化瘀、润肠通便作用，可用于闭经、跌打损伤等的辅助治疗。

桃仁提取物有抗凝血作用，并能抑制咳嗽中枢而止咳，同时能使血压下降，可用于高血压病人的辅助治疗。

桃肉味甘酸、性温，归胃、大肠经。具有养阴、生津、润燥活血的功效，主治夏日口渴、便秘、痛经、虚劳喘咳、疝气疼痛、遗精、自汗、盗汗等症。

唐代药物学家孙思邈称其为"肺之果"，还说"肺病宜食之"。按中医称肺为"娇脏"，喜湿润，恶干燥。

桃的果肉中富含蛋白质、脂肪、糖、钙、磷、铁和维生素 B、维生素 C 及大量的水分，对慢性支气管炎、支气管扩张症、肺纤维化、肺不张、矽肺、肺结核等出现的干咳、咯血、慢性发热、盗汗等症，可起到养阴生津、补气润肺的保健作用。

桃子富含胶质物，这类物质到大肠中能吸收大量的水分，能达到预防便秘的效果。桃子的营养还善走皮表，《大明本草》中提到，将桃晒成干，桃干的含糖量过高，用开水与少量绿茶或花草茶冲服就好得多，还能提高风味。经常服用，能起到美容养颜的作用。

5. 山楂

山楂为可食用植物，核果类水果，质硬，果肉薄，味微酸涩，能防治心血管疾病，是我国特有的药果兼用树种。

（1）维护心血管系统：山楂中所含的单宁、果酸等有效成分能有效地防治心血管疾病，具有扩张血管、软化血管、强心、增加冠状动脉血流量、改善心脏活力，兴奋中枢神经系统、降低血压和胆固醇、软化血管及利尿和镇静的作用；能防治动脉硬化，促进血液循环，因此，高血脂、高血压及冠心病患者，每日可饮300毫升山楂酒。可以起到很好的食疗和食补的作用。

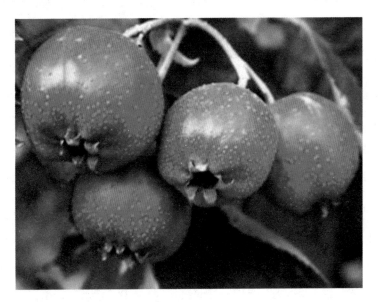

山楂酒对强心、降血脂、降血压有明显的疗效，临床研究证实，山楂酒能显著降低血清胆固醇及三酰甘油，有效防治动脉粥样硬化；山楂酒还能通过增强心肌收缩力、增加心输出量、扩张冠状动脉血管、增加冠状动脉血流量、降低心肌耗氧量等起到强心和预防心绞痛的作用。此外，山楂酒中的总黄酮有扩张血管和持久降压的作用。

（2）**抗衰老作用**：山楂酒中富含18种氨基酸，特别是维生素C的含量较高，比苹果高38倍，比雪梨高80倍。其主要成分有山楂酸、黄酮、维生素C。主要功能：健胃消食、减肥、降血脂、降血压、防衰老、增强肌体免疫力等。

常饮山楂酒能保持人体阴平阳秘，阴阳平衡，保持良好的睡眠，对常喝白酒的人有解酒毒的作用，以解酒毒达到保肝、清除脂肪肝的食疗食补功效。

（3）**抗癌先锋**：近几年研究发现，山楂酒中含有一种叫牡荆素的有机化合物，具有抗癌症的作用。亚硝胺、黄曲霉素均可诱发消化道癌症的发生或加重，实验研究表明，山楂酒不仅能阻断亚硝胺的合成，还可抑制黄曲霉素的致癌作用。所以，消化道癌症的高危人群应经常饮用山楂酒，又可起到抗癌防癌的作用。

癌细胞是隐藏在人体内的毒素，也是隐形炸弹，在身体虚弱，情绪不好，免疫力降低时容易发病，中医称为"气滞血瘀"，西医称为"循环系统恶性病变"。而山楂酒能打通血脉，从而增强免疫力，及时排出体内的垃圾，因而，就能有效地防止癌细胞对人体的侵袭，是健康养生的酒，是孝敬父母的酒。

（4）**心脏的守护神**：山楂酒能防治心血管疾病，具有扩张血管、强心、增加冠状动脉血流量、改善心脏动力、降低血压和胆固醇、软化血管及利尿和镇静的作用；能防治动脉硬化，起到防衰老、抗癌的作用。山楂酒还有强心作用。病在心脏根在血，气血充盈病自灭。气血是人之根本，据科学分析发现，山楂酸有很强的强心作用，心脏的跳动是人体发动机的动力系统，脉波跳动使血液循环流畅，而中老年人血液黏稠，俗称"粥状血液"，是对心脏的最大威胁。山楂酒中所含的山楂酸、单宁等营养成分能稀释血液，保持血液畅通，心通、脑通、血管通，起到心脏保护神的作用。

（5）**男性的好朋友**：现代生活节奏快，家庭幸福，夫妻恩爱！可是许多男人未老先衰，阳痿、早泄加疲软。力不从心，阴盛阳衰，其病根是生殖系统病变所造成的。山楂及山楂核（又成山楂籽）有治疗前列腺炎、睾丸肿胀的功效。在500多年前，李时珍编著的《本草纲目》一书对此有详细介绍，原文是"治睾丸肿硬，坠胀麻木"。睾丸是储精、藏精、辅助生精的重要器官，喝山楂酒能够有效地治疗肿硬、坠胀、麻木等问题，从而让身体恢复到健康状态。

验方：山楂籽20克，大枣5粒，槐实（又称槐角或用等量的槐米）3克，加水750毫升，中火煮开后，改微火炖煮60分钟，沥出汤汁，待温后饮服。每日3次，每次360毫升，能有效地防治睾丸肿痛、前列腺炎、睾丸麻木等男科疾病。

（6）**开胃消食的良药**：《本草纲目》有言："山楂能消食积，补脾健胃"。医学上将人体分为九大系统，其中消化系统是养生保健最关键的系统。消化不良、便秘的主要原因是脾胃不和、胃动力下降，而山楂的消积食作用很强。20世纪60—90年代，北京同仁堂生产的山楂丸就起到了很好的消食作用，有补脾健胃功效，能有效地解决消化不良、脾胃不和。

而现在使用的胃药，增加了胃动力的同时，也刺激了胃黏膜，没有山楂丸那种天然食疗的效果。山楂丸老幼皆宜，山楂酒也有同样的效果，其酒性是在自然发酵中所产生的有机物，因此，也有助于消化之效！

（7）**排除便秘的先锋**：山楂所含的山楂酸是优质的果酸，能在帮助消化吸收增加胃动力的同时，增加肠道蠕动，稀释干燥的宿便，调节酸碱度，促进及时排便、排毒，有效地解决便秘所带来的烦恼。

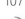

（8）排油腻：现代饮食油大、肥腻，脂肪含量高，脂肪中也存在着坏脂肪、反式脂肪酸，在人体内形成垃圾，出现肥胖、脂肪肝等。山楂酒能开胃消食，特别对消除肉食积滞作用更好。据洪昭光《食物是最好的医药》介绍：山楂有很多的营养和医疗价值，长期饮用山楂酒，能开胃消食，排出体内多余的油脂，减轻心脏压力或防止脂肪肝的发生。

（9）**通气理肺好心情**：《本草纲目》在记录山楂的条目中，对呼吸系统的功效只有三个字"通结气"。人生病的一个重要原因就是生气，气大伤身。生气以后，人会感到郁闷、烦躁、焦虑，中医称为结气或滞气。气滞血瘀就会得病，而山楂的"通结气"就能通气理肺，保持良好的心情。常见吃山楂后放屁，是通气、排毒的表现，是在帮人排出体内的瘴气、恶气、臭气，使人身体健康。

（10）**增强免疫力**：人是哺乳动物，吃五谷杂粮，采天地之精华！免疫力高就容易抵抗各种疾病的发生。山楂所含的黄酮类和维生素C、胡萝卜素等物质能阻断并减少自由基的生成，能够增强机体的免疫力，健康长寿，快乐人生。

（11）**增强体质**：山楂酒沁润细腻、幽雅浓郁、晶莹剔透，保留了天然果香，略有微涩，是优质的果酒。明代著名医学家李时珍说，红果可以醒脾气，消肉食，破瘀血，散结，消胀，解酒，化痰，除疳痢。故该酒有清痰利气，消食化滞，降压活血，健胃益脾之功效。达到上述功效后，人的体质也会随之提高，常见的腰酸腿痛不见了，生活劳动有劲了，从而增强了体质。

（12）**女性朋友的良师益友**：《本草纲目》记载，"治妇女产后枕痛，恶露不尽，可煎水加砂糖服，立即见效"。什么是恶露不尽呢？就是妇女生小孩后，胎盘（胞衣）从子宫中脱落，婴儿的脐带与母体分离后会对子宫造成创伤，阴道会不断地往外滴血，称之为"恶露"。如果生产后的一两天滴血，是正常的生理现象，如果三天以后还滴，那就是"恶露不尽"。剖腹产后体内滞气、瘀血，山楂能帮助修复子宫，增强宫缩能力，清瘀通气；产后妇女饮服，还有养颜之效，所以山楂酒对妇女来讲又称为"月子酒"。

治恶露验方：用山楂酒100毫升，加5克红糖，煮热，待温后饮服，立即见效。

（13）**解决痛经的烦恼**：山楂酒对治疗痛经、月经不调有疗效。中医认为山楂具有活血化瘀的作用，是化血瘀型痛经患者的食疗佳品。血瘀型痛经患者，经常表现为行经第1~2天或经前1~2天发生小腹疼痛，待经血排出流畅时，疼痛逐渐减轻或消失，且经血颜色暗红，伴有血块。经前3~5天开始饮服，每晚饮用山楂酒300毫升，直至经后3天停止服用，此法适合月经不调。

（14）**提高性福指数**：性福是生活的重要组成部分，西方人称"是人类最伟大的游戏""是灵与肉的结合"，更是民族兴旺、生儿育女、优生优育的载体。为什么有的女性年龄不大，就开始厌倦性生活？中医称之为性冷淡，主要原因是各种妇科疾病造成的！性生活的质量好坏，是健康的晴雨表，一个体质虚弱的病秧子，哪还会有兴趣过夫妻生活？

女性长期服用山楂酒，能兴奋中枢神经系统，对女性性欲冷淡有很好激发、调整和促进作用，尤其对女性的子宫有收缩作用，并能促进产后子宫复原。山楂酒有活血化瘀的作用，对治疗血瘀痛经、月经不调、小腹疼痛有显著的效果，防衰老、抗子宫癌、乳腺癌及多种妇科疾病的作用。

（15）**养颜美容**：山楂中所含的胭脂红能起到很好的养颜作用，

胭脂红还可以制成高档口红，为健康美丽增加光彩。

山楂红酒，尤其是有机的山楂酒都含有丰富的抗氧化物质，例如类黄酮、白藜芦醇和单宁，都对皮肤颇有益处。它们能帮助人体对抗氧化自由基，为皮肤提供胶原蛋白和弹性纤维，减少皱纹，防止皮肤松弛下垂。同时这些抗氧化电解质还可以在

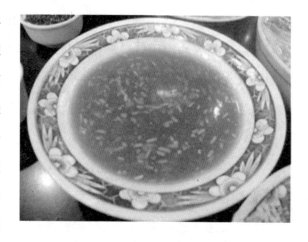

人体表面形成一层保护屏障，阻挡来自太阳的紫外线的照射，降低患皮肤癌的概率。

山楂红酒中的天然果酸，是天然的消炎剂，能有效去除肌肤表面的粉刺并清洁毛孔，还可以改善毛孔堵塞的油性皮肤，起到养颜美容的作用。

（16）护理秀发：我们都想要如丝绸般闪亮顺滑的秀发，但是做发膜保养太过于烦琐。现在，我们有了更简单的方法。首先像往常一样清洗头发，然后用山楂红酒兑上净水再淋洗一遍，长期坚持就能拥有了一头光彩照人的强韧秀发。

这是因为山楂酒当中的还原性白藜芦醇能够抑制炎症、阻止细胞损伤，从而防止掉发，并使秀发强韧，还有一定的生发功效。每天饮用半杯山楂酒，还能加速头部血液循环，增强血管强度，减少头皮屑的产生并减轻头皮瘙痒问题。

五、酵素排毒

酵素是一种由氨基酸组成的具有特殊生物活性的物质，也称为酶，是一种生物催化剂，存在于所有活的动物、植物和微生物体内，是维持机体正常功能、消化食物、修复组织等生命活动的一种必需物质。

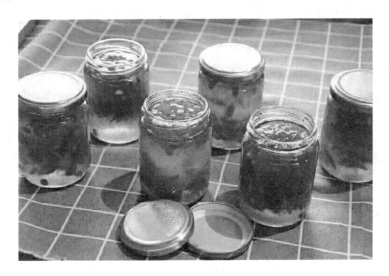

1. 酵素热兴起

美国是发达国家，许多先进、前沿的新技术、新观念，在美国很容易被接受和推广，酵素就是如此。在美国，首先提出酵素对人体有益之说的是1985年美国出版发行的《酵素营养学》(艾德华·豪威尔著)一书，酵素是维持生命所必不可缺的营养素之一，食品所含的酵素能够以人体所具有的酵素进行补充。

酵素有两种，一种是体内所生成的"体内酵素"，另一种是食物所含的"食物酵素"。体内酵素中，主要有消化食物的"消化酵素"和辅助身体功能正常发挥作用的"代谢酵素"。

消化酵素种类很多，例如唾液所含的淀粉酶、胃酸中的蛋白酶等，分别起到对淀粉、蛋白质等营养素进行分解，易于身体进行吸收的作用。代谢酵素将所分解的营养素转变成热量，或进行细胞修复、维持免疫功能和荷尔蒙平衡等。

体内酵素在数量上是有限的，如果过分使用会导致不足，从而引发疾病，但是，体内酵素可以通过食物酵素进行补充，这便是酵素营养学所提出的学说。

生鲜的水果或蔬菜、酵素原液等发酵食品所含的酵素相当于食物酵素，能够弥补现代人饮食生活中容易出现的体内酵素不足。因此，在美国，酵素作为一种新型营养素，开始受到对健康要求较高的人的关注。由于耐热，48～70℃即会使其功效降低，所以，生吃水果或蔬菜的风潮高涨起来，人们将不加热进食称为生食或活食并开始逐渐普及。

在生食热潮中，思慕雪（果汁）因其可以使人轻松地摄取酵素而受到欢迎，在日本也开始受到人们的推崇并掀起了热潮。与此同时，日本自古以来的传统食物豆酱、酱油、醋、酒等发酵食品，也作为富含酵素的食品而得到重新认识。利用自然界所存在的有益菌（对人体有益的细菌）对食物进行分解所制造出来的发酵食品，具有利于消化、促进代谢的功效。

2.酵素饮品

在酵素热潮的影响下，酵素原液的人气也高涨起来。不过，酵素为何会对人体有益呢？在学习制作酵素原液之前，有必要向大家介绍一下酵素与身体的关系以及酵素原液的魅力。

（1）**酵素能解毒的原理**：进食过量、疲劳、压力、食品添加剂的过量摄取等，往往会导致现代人出现体内酵素缺失。由于人体内只能生成一定量的酵素，如果出现酵素不足，消化、吸收和代谢等就会出现异常。这样一来，多余的脂肪会蓄积下来，肠内环境发生紊乱，有害菌增多，水分代谢无法进行而出现水肿等，身体会出现各种失常的状况。

缺失的酵素只能从体外进行补充。因此，人必须积极地摄取含有食物酵素的生蔬菜、水果和发酵食品等。

如果能在平时就充分摄取酵素，消化和代谢等功能就能够顺利进行，体内便不会稽留多余的东西，令人不知的症状会消失，有助于防止衰老或预防疾病。

（2）**酵素饮品的魅力**：酵素原液来自于生的水果或蔬菜等，因此，维生素和矿物质等营养素能够直接利用素材所具有的酵素。通过发酵而增加的微生物在体内也会生产出酵素，所以，酵素原液蕴藏着具有比生蔬菜或水果更强大的效力。

而且，制作方法非常简单，在水果或蔬菜等素材中加入砂糖，每天用手混合，只需 5~10 天即可完成。人手上的正常菌会促进发酵，由于完全不加热，所以酵素不会流失，在砂糖的作用下，保存性也能得到提高，因此，做好后，每天都能够使用。

最近，市面上出售有酵素饮料、酵素片剂、浓缩酵素等，但大多价格昂贵，运输和保存等因素往往会对酵素的功效带来一定的影响。如果利用应季的蔬菜或水果来自制酵素原液，不仅可以廉价地获得丰富新鲜的酵素，而且不含食品添加剂。真正实现放心、安全、美味的

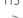

要求!

（3）**利用酵素食品进行排毒**：现代人的身体失调大多是体内过量蓄积各种物质所致。进食过量、身体积留的多余脂肪、代谢不良所产生的水分、过量摄取的糖分、浓烈的味道所带来的盐分、食品中的添加剂、现成食品中的防腐剂等，体内所不需要的物质数不胜数。如果能够彻底将这些物质从体内排出，身体状况会得到切实地好转。

如果感到酵素不足，请务必尝试利用应季的水果或蔬菜来制作酵素原液。酿制两周左右，我们即可过上酵素生活。坚持每天适量摄取，身体将会逐渐轻快起来，大便通畅，肌肤变得光亮滋润等，长期坚持，还助于抗衰老，使人的每一天都变得生机勃勃。

3. 为什么要喝酵素

（1）日常食物酵素补充远远不够，果蔬中酵素含量最高的部位是果皮或果茎，而这些我们日常难以食用。

（2）随着年龄的增加，从食物中获取酵素的能力下降，体内分泌的酵素变得不足，导致体内酵素迅速递减。

（3）新鲜的果蔬、肉类中含有大量丰富的酵素，但在高温烹饪下或加工储存过程中往往会被破坏或丧失活性，难以满足人体需求。

（4）环境污染，食物养分酵素含量锐减。农药、防腐剂等大量添加剂使食物酵素遭到破坏，吸入废气、吸烟等，需要更多体内的酵素净化呼吸系统，水的能量物质失衡也影响体内酵素的催化功能。

（5）长期缺乏运动，导致体内酵素不足，影响新陈代谢功能，不能充分分解体内营养物质。

人类为了生存而吃食物。食物中所含养分被吸收到体内后转换为热量。这个热量可以成为活动时的能量，或击退疾病时的免疫力。补给这些养分，对我们的生命活动而言是不可或缺的。尤其是身体摄取三大营养素，蛋白质、脂肪、碳水化合物后，成为支持生命活动的主要能量。若以汽车来比喻，这些养分就相当于汽油。汽车光靠汽油无法奔驰，而人体光靠养分也无法活动。

我们的身体要将这些养分（材料）适当分解、消化，才能展现生命活力。而在身体各处代谢活动中发挥催化作用、类似作业员的物质，就是酵素。

酵素分解摄入体内的食物养分，将必要的东西进行同化，再配合各种行动进行异化。换言之，酵素就好像是使生命活动顺畅进行的作业员。因此，对生物而言，酵素是维持生存活动的根源。

4. 适用酵素的群体

酵素中的 SOD 活性最高，分子量最小，是 10 亿纳米级液态小分子，可以快速地被人体吸收。

医学研究证明，如果人体倾向酸性，就容易出现肥胖，身体疲乏，记忆力衰退，注意力不集中，腰酸腿痛等现象，甚至还会导致关节炎，痛风类疾病。而酵素能够调节酸碱平衡，将人体的酸性体质调节为弱碱性，增强人体抵抗力。酵素的排毒养生功效明显，更适合以下群体。

（1）长期毒素堆积、长痘痘、需要美肤者。

（2）便秘或消化不良者。

（3）免疫力低、易感冒、体弱多病者。

（4）亚健康、精神不振、容易疲倦者。

（5）偏食、不常吃蔬果者。

（6）孕妇或产后妇女。

（7）应酬过多、肝脾胃不良者。

（8）酸性体质，胃酸人群。

（9）体重超标、追求完美身材者。

（10）运动员或需时常消耗体力者。

（11）癌症患者，肝病、糖尿病患者。

（12）患高血压、高血糖和高血脂者的中老年人，血管动脉硬化、冠心病或更年期人群。

后记
物竞天择，健康养生

21世纪是追求健康养生的时代，是经济高度发展的必然结果，也是人类社会发展的主流。

人类的生存环境在不断改变，人们对健康的关注日益增多。尽管现在的医疗条件越来越好，但人们所患的疾病却越来越多。

本书主要介绍了排毒的方法，但排毒不是最终目的，我们是希望大家通过排毒，达到保有健康的目的。

健康中国，从我做起，排毒先行！我们的口号是：不到九十九，谁也不能走；到了九十九，还要向前走！

本书介绍了许多食物排毒养生的方法，只要我们在实践中予以施行，就能轻松达到健康养生的目的。

首先，我们可以在平日饮食中尽量多用、多吃这类食物，进行常规排毒，促进肠胃蠕动。其次，在稍感不适的状况下，可以选用书中介绍的食物榨汁，空腹饮服，也会出现立竿见影的效果。

进行食物排毒时，可任意选择、就地取材，只要在确保干净卫生的前提下榨汁饮服即可。如果出现味重、酸辣等现象，可自行适当调整。如榨萝卜汁时，萝卜汁会有萝卜的辣味，这时可在榨汁时添加苹果、橘子、猕猴桃或柚子等进行调配，这样一来，口感会变好，营养价值也会更高。

物竞天择适者生存。先贤有云："是故圣人不治已病，治未病，不治已乱，治未乱，此之谓也。夫病已成而后药之，乱已成而后治之，譬犹渴而穿井，斗而铸锥，不亦晚乎"。这句话告诉我们，养生比治病更有意义。

书中提到的用料及用量，读者可根据当地产品的质量、个人身体的状况来适当掌握，不断体会排毒养生的新思路！

食物排毒养生有三大优势：第一，原料易得，价值低廉；第二，饮食健康同步进行，即吃饭喝汤也能防病强身；第三，我们经过多年研究和试验发现，食物排毒安全性很高，很适合读者自我保健应用。

健康产业是伟大而光荣的产业，是关系到千家万户健康的大事。笔者团队经过二十几年的努力，已出版健康养生、科学饮食等科普著作150余种，今后，我们还将更进一步，编写出更多、更好的养生保健图书奉献给大家！总之，我们将继续在饮食与文化间探索，追寻人类健康的终极奥秘！

张仁庆

2017年春于北京